LA MORT, COMMENT LA VIVRE

LA MORT, COMMENT LA VIVRE

LA MORT : COMMENT LA VIVRE

LA MORT, COMMENT LA VIVRE

Le code de la propriété intellectuelle n'autorisant, aux termes de l'article L.122-5,2° et 3° a, d'une part, que les « copies ou reproductions strictement réservées à l'usage privé du copiste et non destinées à son utilisation collective » et, d'autre part, que les analystes et les courtes citations dans un but d'exemple et d'illustration, « toute représentation ou reproduction intégrale ou partielle faite sans le consentement de l'auteur ou des ayants droits ou ayants-cause est illicite » (art. L. 122-4).
Cette représentation ou reproduction, par quelque procédé que ce soit, constituerait donc une contrefaçon sanctionnée par les articles L.335-2 et suivants du Code de la propriété intellectuelle.

ISBN :9798539522902

Géraldine Charrier

La mort : comment la vivre

L'importance de préparer sereinement son départ

LA MORT, COMMENT LA VIVRE

LA MORT, COMMENT LA VIVRE

A ma sœur, Solange
A mes patients...

LA MORT, COMMENT LA VIVRE

Table des matières

Préface d'Anne-Hélène Gramignano

Introduction..17

Chapitre 1 : le mécanisme du deuil 25
-Qu'est-ce que le deuil ?
-Les 5 étapes du deuil selon Elisabeth Kubler-Ross
-Les étapes du deuil en pratique

Chapitre 2 : penser à la mort dès aujourd'hui......................................41
-La mort, d'autrefois à aujourd'hui
-Pourquoi préparer son départ ?
-L'histoire d'Esther
-La mort en parler tôt
-Les enfants et la mort

Chapitre 3 : quand la mort vient................63
-Le temps des préparatifs
-Le lâcher-prise
-Le pardon et la pacification des émotions négatives
-Mourir sans regrets

Chapitre 4 : l'accompagnement de la fin de vie..77

-Les soins palliatifs
-L'accompagnement des mourants : une expérience unique
-Accompagner un mourant à distance

Chapitre 5 : nos plus grandes peurs............87
-Souffrance physique et psychologique
-La peur de l'après et les expériences de mort imminente
-Expérience de mort imminente et transformation
-Les expériences de mort imminente et la peur de la mort

Chapitre 6 : le passage........................101
-Créer une atmosphère sécurisante et une énergie bienveillante
-Donner l'autorisation de partir
-Le processus intérieur du passage

Chapitre 7 : l'après............................121
-Le patient vient de décéder
-Vivre son deuil pour se reconstruire
-Aider une personne en deuil
-Etre attentif aux signes
-L'histoire de Christopher

Conclusion

Remerciements

PREFACE

Chers lecteurs,

Je suis ravie d'avoir le privilège d'écrire la préface du livre : « La mort, comment la vivre ? » de mon amie Géraldine Charrier.

J'ai rencontré Géraldine lors d'une séance de dédicaces en décembre 2019. Elle s'est présentée à moi, en me disant que c'était sa maman qui lui avait demandé de venir me rejoindre. Comme par hasard, elle n'était pas loin de la librairie et elle a pris le temps de s'y rendre.
Je vois donc s'installer devant moi, une jeune femme dynamique, au franc parlé :
Je ne vous connais pas, je n'ai jamais entendu parler de vous ou de votre livre, mais je suis infirmière passionnée des soins palliatifs, et je pense qu'il faut que l'on se rencontre pour échanger.
Aussitôt, je saisis l'opportunité de pouvoir échanger avec une infirmière sincère authentique qui accompagne des personnes en fin de vie. Le feeling passe tout de suite,

et je sais instantanément que Géraldine va m'apporter beaucoup d'enseignements de par son expérience.

Parce qu'en tant que médium, j'interviens auprès des familles seulement après le décès d'un de leur membre. En effet ma mission est de venir en aide aux personnes qui souffrent du décès d'un proche. C'est facile pour moi, je n'ai qu'à me connecter avec l'au-delà.

Cependant j'ignore tout de l'expérience de l'accompagnement des personnes en fin de vie. Je ne sais pas quel comportement adopter face à la maladie d'un proche ni face à l'annonce d'un décès. Surtout que j'ai un regard particulier sur la mort, car la plupart des messages que je reçois de l'au-delà sont des messages d'amour, de paix, de sérénité.

Je ressens la mort comme un passage dans un autre monde, mais certainement pas comme une fin.

Dès notre premier déjeuner, nous avons décidé, toutes les deux de lancer une série de conférences, sur le thème de la mort, pour aider les personnes à mieux l'appréhender et l'accepter.

L'expérience de Géraldine me passionne. En plus elle y met tellement d'énergie positive en la racontant que je souhaite sincèrement qu'elle soit mon accompagnante, lors de ma fin de vie.
Sa joie et son entrain communicatifs nous donneraient presque l'envie de mourir...
Nous avons la même vision de la vie, de la mort, et toute son expérience est juste magnifique.
Etre son invitée à ses conférences, a été pour moi une expérience humaine extraordinaire, et je l'en remercie de tout mon cœur. J'ai beaucoup appris à ses côtés, et lorsqu'elle m'a fait part de son projet d'écrire un livre sur la conférence, j'ai trouvé cette idée formidable.

Surtout que « comme par hasard », quelques mois après les conférences, j'ai été confrontée à l'annonce du cancer de deux personnes qui me sont très chères. J'ai appelé aussitôt Géraldine à la rescousse :
-Allo, Géraldine, au secours, malgré avoir assistée aux conférences, je panique, quelle attitude dois-je adopter, que dois-je dire ou

faire ?

Géraldine a pris le temps de me refaire le topo des options qui s'offraient à moi, et les différentes attitudes que je devais adopter.

Je suis heureuse que son livre retraçant ses conseils utiles et pratiques existe, ce qui me permettra de le lire en fonction des expériences que je serai amenée à vivre dans ma vie. Car la vie nous réserve beaucoup de surprises, des bonnes et des moins bonnes.

Je suis heureuse d'avoir croisé la route de Géraldine…

Merci

Anne-Hélène GRAMIGNANO
Auteure de l'Infini Espoir et l'infini Amour

LA MORT, COMMENT LA VIVRE

Introduction

J'ai choisi d'écrire un livre sur la mort. Pourquoi ? N'y a-t-il pas d'autres sujets, plus réjouissants ? Oui, certainement. Mais sans doute grâce à mon parcours, la rédaction de cet ouvrage s'est imposée à moi.

Je m'appelle Géraldine, je suis infirmière depuis dix-sept ans et j'exerce en libéral depuis sept ans. Je suis aussi thérapeute en soins énergétiques et en hypnose médicale Ericksonienne.

Depuis mon enfance, la mort m'a toujours interpellée. A l'âge de 6 ans, ma vocation était déjà de devenir : « docteur pour les morts ». Aujourd'hui, j'accompagne les personnes en fin de vie, je soigne le corps physique, mais je vais aussi au-delà.

A l'âge de huit ans, il s'est produit un événement qui a contribué à me conforter dans ma vocation. Un voisin et ami de ma famille venait de décéder d'une crise cardiaque. Dès que je l'ai appris, j'ai ressenti l'envie de le voir une dernière fois. Poussé par le désir d'en savoir plus, je bravai l'interdiction de mes parents et me glissai dans la maison où se trouvait le défunt. Un besoin de découvrir à quoi ressemblait une personne décédée.

Devant ce corps étendu au sol, le visage paisible, une grande sensation de calme et de sérénité m'envahit. J'étais heureuse d'avoir pu lui dire adieu. Cette expérience m'a marquée, en me montrant combien la mort fait partie intégrante de la vie.

En 2014 j'ai commencé à accompagner des personnes en fin de vie à leur domicile. J'exerçais en tant qu'infirmière libérale dans la commune de Hienghène, dans le nord de la Nouvelle-Calédonie. Je passais deux à trois fois par jour chez mes patients. Au fil des visites se créaient des liens avec les malades, mais aussi avec leurs familles. Durant ces périodes, j'ai connu des expériences très fortes. L'accompagnement des mourants révèle à n'en pas douter, une réelle beauté de l'âme.

Vous aurez compris que je fais partie de ces personnes étranges qui affectionnent d'être en contact avec les personnes en fin de vie. Ces malades m'ont beaucoup appris, beaucoup apporté. Je vois ces moments-là comme une chance. Pourquoi ? Alors que beaucoup de gens cherchent à éviter de penser à la mort en évitant d'en parler.

Lorsque nous vivons nos derniers jours ou nos dernières semaines, nous sommes vulnérables, fragiles, devenant ainsi plus accessibles. Les barrières tombent, les masques aussi. Les personnes en fin de vie n'ont plus rien à perdre, rien à défendre. Elles n'ont plus à faire bonne figure et donc plus à faire semblant, comme nous le faisons si souvent tout au long de notre existence. C'est la raison pour laquelle elles peuvent se permettre d'être authentiques. Les échanges se font en toute simplicité, avec sincérité et peuvent atteindre une étrange profondeur. Je suis persuadée que nous avons beaucoup à apprendre des mourants, lorsque le dialogue se déploie dans un espace du cœur où l'on n'a plus rien à cacher.

Nous allons tous mourir un jour, c'est une certitude, même si nous l'éludons. Nous ne mourrons pas tous de la même manière, mais nous mourrons. Le sujet de ce livre nous concerne tous, autant que nous sommes. Il est d'autant plus complexe que l'approche de la mort est éminemment personnelle : certains refusent d'en parler ou d'y penser, et cette attitude est aujourd'hui largement répandue. Le sujet de la mort est évacué, alors même qu'il était central dans les cultures, les religions et les philosophies des siècles passés.

Nous découvrons la mort à travers le décès d'un proche. Ces morts se répètent jusqu'à ce que nous soyons au seuil de la nôtre. Elles devraient nous enseigner à considérer notre propre finitude – Alors que le plus souvent, nous avons tendance à penser que cela ne nous concerne pas. Dans nos croyances, les mourants sont le plus souvent âgés ou malades. « Philosopher, c'est apprendre à mourir, » écrivait Platon. Une idée reprise plus tard par Montaigne.

Aujourd'hui, la mort semble souvent s'abattre sur les gens au dépourvu. Notre monde ne nous y prépare pas. Même si le sujet nous préoccupe, nous avons l'habitude de le balayer d'un revers de main et de le remettre à plus tard. Il sera bien assez temps, n'est-ce pas ? A l'inverse, lorsque l'on perd un proche, une personne aimée, certains parmi nous s'interrogent : où vont nos défunts ? Reste-t-il quelque chose de leur existence ailleurs, ou ne vivent-ils plus que dans notre souvenir, destinés à pâlir et s'effacer au fil du temps ?

Pour le philosophe Pierre Teilhard de Chardin, « nous ne sommes pas des êtres humains vivant une expérience spirituelle, mais des êtres spirituels vivant une expérience humaine. » Ce sera l'un de nos angles d'approche de la question dans cet ouvrage. Peut-être penserez-vous que tout cela est avant tout une question de croyance ou de religion. Et bien il faut savoir que des scientifiques se sont lancés à la recherche des secrets de la mort, en se penchant par exemple sur les expériences de mort imminente.

C'est la raison pour laquelle mon livre s'adresse à tous : aux croyants de cette théorie, comme à ceux qui ne le sont pas, mais qui cherchent des éléments de réponse sur ce mystère qui est indissociable de la vie. Mon but n'est pas de convaincre. Je souhaite plutôt partager avec vous mes expériences personnelles et professionnelles. Dans cet ouvrage, je m'appuie aussi sur des lectures, sur les recherches que j'ai effectuées à propos de ce sujet qui me passionne depuis toujours. Je ferai aussi référence à mon amie et médium, Anne-Hélène Gramignano. Les médiums étant des personnes souvent contestées et pourtant d'après mon expérience, largement partagée, elles détiennent une bonne partie de la vérité sur l'après.

Pour de nombreuses personnes, le mot « mort » est indissociable de ses connotations négatives. Mon objectif n'est pas d'écrire un livre triste. Bien au contraire. J'aimerais faire germer une petite graine, ou peut-être trouverez-vous une clé bien utile pour vous permettre d'avancer avec plus de sérénité sur le chemin de fin de vie. Ce livre aura atteint son objectif si après l'avoir lu, vous vous sentez plus serein, moins démuni face à la mort d'un proche ou à l'aube de votre propre mort.

La fin de vie se prépare. Faire la paix avec son entourage est d'une importance capitale. Il est essentiel de le faire quand vous en avez encore le temps. Cet ouvrage vous invite donc à vous préparer au passage, du mieux que vous pourrez : en réglant ce qui ne l'est pas encore, en éliminant les émotions négatives comme l'amertume, la colère ou la haine. Nous évoquerons aussi la question du deuil, cette expérience unique, profondément personnelle et intime, en voyant comment il est possible de se reconstruire après la perte d'un être cher.

Que pouvez-vous faire dès aujourd'hui ?

Que ferez-vous le moment venu ? Comment affronter sereinement notre plus grande peur ? Comment se fait ce passage ? Comment vivre le deuil ? Autant de questions auxquelles nous essaierons de répondre ensemble dans ce livre qui, je l'espère, vous apportera autant que son écriture m'a apporté.

Chapitre 1

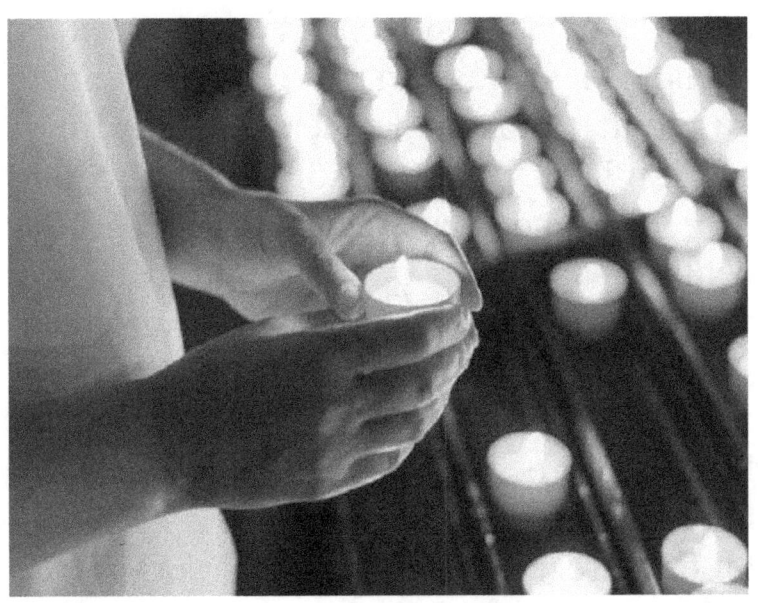

Le mécanisme du deuil

Je voudrais débuter par un peu de théorie, en replaçant la question du deuil dans le contexte des recherches menées par la psychiatre Elisabeth Kübler-Ross. Aujourd'hui, nous devons énormément à cette pionnière dans l'approche des soins palliatifs, ainsi que sur le thème du deuil.

C'est généralement par le biais de cette épreuve que nous prenons conscience du phénomène de la mort. Au cours des années où j'ai accompagné les personnes en fin de vie, il m'a été donné de côtoyer des familles dans la peine. J'ai découvert que chaque deuil est unique et qu'il s'agit d'une expérience intime, profondément humaine et personnelle.

Le but du processus de deuil n'est pas d'oublier, comme on le croit parfois. Il s'agit plutôt de se reconstruire, voire de réorienter sa vie et ses priorités. En tout état de cause, le deuil m'apparaît comme un processus universel, nécessitant du temps. Sa durée peut varier, en fonction du chemin de vie que l'on a suivi, de ses expériences et croyances, mais aussi de la nouvelle orientation que cette épreuve peut nous conduire à donner à notre existence.

Dans ce contexte, les travaux d'Elisabeth Kübler-Ross sont tout simplement incontournables. Ils ont profondément bouleversé notre approche de la mort et du deuil et ont donné aux professions médicales des outils précieux pour aborder les aspects cliniques et spirituels du décès.

Qu'est-ce que le deuil ?

Il est bon de définir la notion de deuil. Concrètement, il s'agit d'un sentiment de perte. Une personne chère vous est arrachée par la mort. Mais par extension, on parle aussi de deuil pour d'autres types de perte. On peut ainsi faire le deuil d'un espoir ou d'un projet qui nous tenait à cœur. On peut se retrouver privé d'une partie de son corps ou d'une de ses facultés physiques. Ainsi, les personnes qui doivent être amputées de l'un de leurs membres connaissent aussi une forme de deuil. Il en est de même pour une personne à qui le médecin annonce qu'elle va perdre la vue. Un patient atteint d'un cancer qui apprend qu'il lui reste quelques mois à vivre connaît une forme de deuil, qui suit un mécanisme psychologique proche du deuil d'un proche. Dans ces différents cas, on peut parler d'un processus, d'une évolution, qui se déroule selon différentes phases psychologiques : c'est ce qu'on appelle le travail de deuil.

Si je fais ce parallèle, le deuil peut être comparé à une plaie profonde. Imaginez que votre bras a été entaillé, il va vous falloir des points de suture, des pansements. Au bout d'un certain temps, qui dépend de la capacité de régénération de votre corps, mais aussi des soins apportés, la plaie cicatrisera. Mais cette cicatrice, elle, ne disparaîtra jamais totalement.

Le deuil peut ainsi être assimilé à une plaie psychologique ou affective, dont on accompagne le processus de cicatrisation comme on accompagnerait la cicatrisation d'une plaie physique. L'objectif est qu'un processus de reconstruction se mette en place. De même que la capacité de guérison physique dépend de l'organisme et varie d'une personne à une autre (en particulier en fonction de son âge et de son état de santé), la blessure psychique de la perte d'un proche prend plus ou moins de temps à se refermer. Mais dans tous les cas, un certain nombre de phases se succèdent.

Le mourant lui-même traverse les différentes phases d'un processus, qui constitue aussi un deuil. Il passe généralement du déni, du refus de la réalité de sa propre fin, à la colère, au marchandage, à la dépression et enfin, à l'acceptation. Ses proches en deuil parcourent les phases d'un processus similaire, généralement avec un décalage dans le temps.

Le deuil est donc essentiellement un processus de détachement ou de lâcher-prise.

Les étapes du deuil selon Elisabeth Kübler-Ross

Les personnes en deuil passent par différentes phases. Ces étapes successives sont caractéristiques du processus de gestion et d'intégration de la perte. Bien que le deuil diffère pour chacun d'entre nous et que nous prenions tous plus ou moins de temps pour le gérer, de nombreuses familles endeuillées vivent les phases du deuil d'une manière très similaire.

Elisabeth Kübler-Ross est devenue mondialement célèbre avec son premier livre *Les Derniers Instants de la vie* (*On Death and Dying*, 1969). Elle y présente un modèle selon lequel les gens passent par cinq phases différentes lorsqu'ils vont mourir. Les sentiments de ceux qui les pleurent en témoignent. E. Kübler-Ross tente, à travers les cinq phases, de décrire comment les proches et les accompagnants vivent l'approche de la mort ainsi que la mort d'un être cher.

1. Le déni

La première phase se caractérise par le déni. Elisabeth Kübler-Ross observe que dans la première étape du deuil, la personne affectée ne veut pas reconnaître la réalité. Ce refus s'accompagne souvent d'un sentiment ou d'une stratégie d'isolement, qui peut se comprendre comme une stratégie de protection de soi. Cette phase débute lors de l'annonce de la mort imminente. On la rencontre aussi bien chez les proches que chez le patient lui-même. Le personnel médical ou les accompagnants ont pour rôle d'aider la personne à faire face au diagnostic. Cette approche doit toujours être personnalisée. Il ne sert à rien de vouloir forcer les choses. Comme nous l'avons déjà dit, chacun a son propre rythme, qu'il convient de respecter. Certains patients refuseront toujours – et parfois jusqu'à leur dernier souffle – d'accepter la mort. Il peut en être de même de leurs proches. Certains médecins refusent d'ailleurs d'annoncer l'échéance à leurs malades ou à la famille. Il n'est évidemment pas simple de savoir si les proches ou le mourant sont prêts à entendre ce type d'annonce.

2. La colère

Pour Elisabeth Kübler-Ross, la deuxième phase de deuil est caractérisée par la colère. Ce sentiment peut être dirigé contre la personne mourante parce qu'elle abandonne ses proches. Il peut aussi viser d'autres personnes : en général ceux qui continuent à vivre et à être heureux. Leur chance ou leur bonheur semblent une provocation pour ceux qui connaissent le deuil. La colère n'a pas à être réprimée. Elle doit au contraire pouvoir s'exprimer. Il est important que les accompagnants acceptent les émotions des personnes en deuil en leur laissant un espace suffisant pour être vécues, pleinement. Il est alors possible de libérer, naturellement, ces émotions. L'écoute est essentielle. A condition de s'abstenir de jugement. Il est important que des accompagnants soient présents. Si la colère du mourant ou de ses proches se tourne vers vous, ne le prenez pas personnellement, ne soyez pas vexé, ne considérez pas que ces personnes sont ingrates. En réalité, cette colère ne s'adresse pas à vous, elle fait simplement partie d'un processus nécessaire.

3. Le marchandage

La troisième étape du deuil est le marchandage. Cette phase est généralement brève. Durant cette étape du processus, les proches ou le mourant ont tendance à prier, si ils sont croyants. Certains prient même lorsqu'ils ne suivent aucune religion. Ils cherchent à retarder l'inévitable ou à soulager leur douleur. Les personnes qui ont perdu un être cher veulent parfois oublier leur peine en se plongeant dans les activités quotidiennes. Des sentiments de culpabilité peuvent apparaître. Durant cette phase du deuil, il peut être intéressant de rédiger un journal intime, pour prendre conscience des conflits non résolus, qui retardent le processus naturel du deuil. De même, l'écoute empathique des accompagnants constitue une aide inestimable.

4. La dépression

Selon E. Kübler-Ross, la quatrième phase du deuil est caractérisée par un sentiment de vide intérieur, mais aussi par le remord et le désespoir. Les personnes touchées réfléchissent à leur perte, à ce qu'elles n'ont pas eu le temps de faire avec le défunt et à ce qu'elles auraient dû faire différemment. Les personnes en deuil sont parfois accablées par des sentiments de culpabilité ou par la question de savoir pourquoi elles sont autorisées à vivre alors que l'être aimé a dû mourir. Plus la relation avec le défunt était intense, plus cette phase risque de durer : des semaines, des mois, parfois des années. Les circonstances du décès peuvent également jouer un rôle. Avec de la patience et de la compassion, vous pouvez aider les personnes en deuil à surmonter cette étape de la dépression. Elles auront surtout besoin d'être entourées et vous devez leur donner le sentiment d'être comprises. L'important est d'éviter des jugements comme on en entend encore trop souvent, dans les semaines qui suivent la perte d'un proche : « tu devrais te reprendre, ce n'est pas normal de se laisser aller comme cela. »

5. L'acceptation

Dans la phase finale du deuil, la personne a déjà laissé derrière elle des émotions telles que la colère, l'espoir ou la douleur. Elle se trouve dans un état de résignation : la lutte est terminée et la mort est acceptée. C'est au cours de cette période que tout en acceptant la triste réalité, l'endeuillé se reconstruit petit à petit, en regardant vers l'avant.

Les étapes du deuil en pratique

Les cinq phases du deuil constituent l'un des grands enseignements de l'œuvre d'Elisabeth Kubler-Ross. Connaître ces étapes est indispensable pour les accompagnants. Mais c'est aussi très utile pour les personnes en deuil, qui peuvent ainsi mieux se situer par rapport à ce qui leur arrive.

Pour ma part, j'ai souvent pu observer ces cinq phases. Après le choc que constitue l'annonce du décès imminent par le médecin, il n'est pas rare que le patient lui-même ou ses proches mettent le diagnostic en doute. D'autres médecins sont souvent consultés. Le patient cherche à se protéger. La mort est pour lui inconcevable, il se sécurise sur le plan psychique pour éviter de penser à son décès. Lorsque la réalité commence à s'imposer, la colère prend la place du déni. Elle se déchaîne contre des cibles diverses : contre soi-même, contre le corps médical, contre les membres de la famille, contre les autres en général. C'est une phase dans laquelle la personne proche peut souffrir intensément, puisqu'elle devient en quelque sorte le souffre-douleur du malade. Face à ce que l'on ne parvient pas à accepter, la protection psychologique peut consister à rejeter la faute sur l'autre, à l'image de ce couple à qui le médecin venait d'annoncer que leur enfant, gravement malade, n'avait plus que quelques jours à vivre. Je repense à ce père qui accusait sa femme avec colère, et cela sans raison.

Combien de malades ai-je entendu se demander : « pourquoi moi ? qu'ai-je fait au bon Dieu ? Quelle est ma faute et que dois-je payer ? » Le malade tente désespérément de négocier avec l'instance supérieure en laquelle il croit, il négocie avec l'univers, avec Dieu, pour essayer de grappiller quelques jours de vie en plus. Souvent, je pense à cette chanson de Céline Dion, « Encore un soir », écrite en hommage à son mari : un excellent exemple de ce type de marchandage.

Mais peu à peu, on se rend compte qu'on ne verra et ne touchera plus jamais l'être cher. La séparation est consommée. J'ai vu des personnes dans cette phase du deuil rejeter leur entourage, refuser l'aide des accompagnants, et ne voulant voir personne. Tout le processus demande une énergie considérable et les personnes en deuil sont souvent épuisées. L'une de mes missions, lorsque j'accompagne des personnes en deuil, est de les guider vers un nouveau départ. Il leur faut apprendre à vivre avec cette perte, à l'intégrer. Cela suppose parfois de se redéfinir soi-même, sans l'être cher. La question centrale à se poser est la suivante : « qui suis-je maintenant sans cette personne ? » C'est la condition nécessaire pour retrouver une certaine sérénité.

Les étapes du deuil sont moins linéaires qu'il n'y paraît dans le modèle d'Elisabeth Kübler-Ross. Ainsi, les personnes peuvent aller du déni à la colère, puis revenir au déni. L'ensemble du processus peut être long, jusqu'à plusieurs années. Certaines personnes éprouvent des difficultés à faire face au deuil, de sorte que la progression s'arrête et une régression vers les phases antérieures peut apparaître. Il peut être nécessaire de rechercher l'aide de psychologues pour dénouer certains blocages.

Mais il existe d'autres modèles et les psychologues ont, depuis les travaux d'Elisabeth Kübler-Ross, fait d'autres observations majeures. Selon le psychologue et chercheur américain George A. Bonanno par exemple, le deuil se déroule par vagues : il va et il vient. Après la mort d'un être cher, les personnes endeuillées sont sans cesse rattrapées par un profond chagrin. Cependant, il y a aussi, ponctuellement, des sentiments positifs qui les aident à supporter la perte et à faire face à la douleur. L'intensité du deuil diminue avec le temps, de sorte que les vagues de tristesse deviennent plus supportables jusqu'à ce que la personne retrouve son équilibre et puisse continuer à vivre.

La théorie des vagues du deuil explique pourquoi les personnes en deuil peuvent vivre des moments supportables ou "normaux" peu après les funérailles et même rire, pour replonger ensuite dans une nouvelle détresse psychologique.

Mais quel que soit le modèle de deuil que l'on considère, le processus s'achève lorsque la personne retrouve la paix intérieure. Cette dernière s'installe progressivement. La douleur s'estompe. La mort de la personne aimée est acceptée. De nouveaux projets sont possibles. La vie se poursuit sans le défunt. Cependant, la mémoire demeure, mais elle cesse d'être douloureuse. Comme nous l'avons vu, les proches doivent faire le deuil de l'être cher. Le mourant, lui, doit faire le deuil de sa vie, des projets qu'il pouvait encore avoir et qu'il n'aura plus l'occasion d'accomplir. Il doit se détacher de ceux qu'il aime. C'est l'acceptation qui lui permettra d'entrer dans la mort de manière apaisée. Dans le cas des morts accidentelles ou brutales, ou encore lorsque le temps manque pour que toutes les phases puissent être parcourues, le processus peut ne pas être achevé complètement. Nous y reviendrons.

Chapitre 2

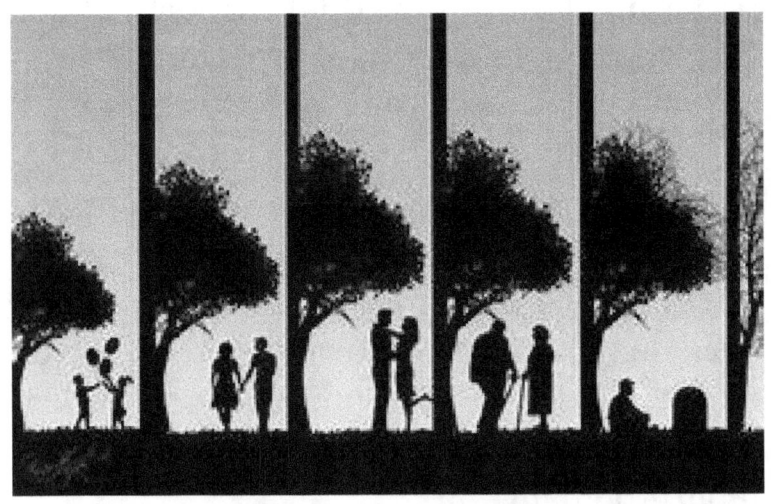

Penser à la mort dès aujourd'hui

Aujourd'hui, la plupart des gens évitent de penser à la mort. On pourrait même affirmer qu'elle est systématiquement éludée ou passée sous silence. La conséquence peut être dramatique. Le moment venu, lorsque la mort s'impose, rien n'a été anticipé, rien n'a été fait pour s'y préparer. Si j'ai choisi d'écrire ce livre, c'est aussi pour cette raison. Parce qu'il est urgent de réapprendre à parler de la mort, quand tout va bien et que l'on est en bonne santé. Il est tout aussi important d'aborder le sujet avec les enfants.

Trop souvent, quand j'essaie de parler de la mort avec des personnes malades que je côtoie, je les vois se figer, elles me regardent avec de grands yeux écarquillés. Parfois, on me demande : « Mais pourquoi me parlez-vous de la mort ? Vous pensez que je vais mourir demain ? »

Tout le monde souhaite que le passage soit facile. Mais qu'entendons-nous par 'facile' ? Personne n'aime aborder ce sujet. Nous reléguons la mort dans les recoins de notre conscience. Elle est toujours là, mais nous avons tendance à vouloir la repousser au loin. Pourtant, nous serions bien avisés de réfléchir dès à présent à notre impermanence.

La mort, d'autrefois à aujourd'hui

Notre société a développé face à la mort une attitude de déni. Les raisons en sont multiples. Le changement s'est produit peu à peu, sans que nous en ayons conscience. Autrefois, parler de la mort était naturel. Les générations vivaient sous le même toit, les anciens mouraient à la maison dans la plupart des cas. Les enfants se trouvaient donc confrontés à la maladie et à la mort. Les adultes aussi. La mort ne pouvait pas être niée, puisqu'elle était visible. Souvent, la toilette mortuaire était effectuée par les proches, et la veillée funèbre se tenait au domicile.

La mort était familière. On la côtoyait. Cela ne signifie évidemment pas qu'il était moins difficile ou moins douloureux de mourir autrefois qu'aujourd'hui. Il faut ajouter sans doute que davantage de personnes avaient une pratique religieuse. Or toutes les religions ont un discours sur la mort, à laquelle, en quelque sorte, elles préparent. Parler de la mort était autrefois plus facile, en raison de ce contexte. Aujourd'hui, à l'inverse, je ressens tout le poids des non-dits. Nous avons perdu l'habitude de parler de la mort et donc de l'envisager. Nous ne savons plus nous y préparer.

Montaigne disait que « philosopher, c'est apprendre à mourir ». A son époque, il était de coutume de consacrer la première moitié de sa vie à la réussite sociale, la seconde à la préparation au trépas et à la spiritualité. Cette tradition s'est longtemps poursuivie et le phénomène de déni est relativement récent. Mais le bouleversement est réel. Peu de gens meurent encore à domicile. La plupart décèdent à l'hôpital ou en EHPAD. Les mourants ne sont pas forcément entourés de leurs proches.

Dans ce contexte, les soignants ont un rôle d'accompagnement à jouer, qui ne relève pas forcément des missions auxquelles leur formation les a préparés. Les soins palliatifs, l'administration de sédatifs et d'antalgiques contribuent certes à la prise en charge de la douleur. Mais en parallèle, l'expérience de la mort est généralement plus solitaire. Elle se déroule aussi dans un environnement qui n'est ni familier, ni sécurisant. Concernant les proches, il est plus difficile pour eux d'accompagner le mourant. La plupart travaillent, ce qui n'était pas toujours le cas autrefois : les proches disposent donc de moins de temps pour être avec le mourant. L'hôpital leur impose son cadre, mais aussi ses règles.

Pourtant, il est possible, même dans ce contexte, d'envisager plus sereinement le processus de la mort et de s'y préparer. C'est ce dont nous allons parler à présent.

Pourquoi préparer son départ ?

La plupart des personnes attendent d'être au pied du mur pour penser à leur mort. Parfois, il leur faut la confirmation d'un médecin, qui indique un délai de quelques semaines ou de quelques mois. Ce temps peut paraître très court, en particulier si le malade passe par les différentes phases que nous avons évoquées au chapitre précédent et s'il est dans le déni, refusant de mettre en œuvre les mesures nécessaires pour préparer son départ.

Si j'écris ce chapitre, c'est pour vous conseiller de prendre les devants maintenant. Il n'est jamais trop tôt. Vous êtes en bonne santé ? C'est une excellente raison pour vous pencher sur la question de la mort. Vous pourrez le faire de manière dépassionnée. Vous échapperez au stress, puisque le temps ne vous presse pas.

Voyez cela comme tous les autres événements que vous préparez dans votre vie. Il est courant de préparer une naissance. On choisit un lieu, des vêtements. On pense au prénom de l'enfant. Dans les pays anglo-saxons, on organise une « baby shower ». Il en va de même d'un mariage, qui se prépare longuement à l'avance, pour éviter le stress des derniers jours.

On pourrait aussi comparer la mort à un voyage. Certains se décident à partir à la dernière minute. D'autres, à l'inverse, préparent soigneusement leur séjour ou leur circuit et veillent à tous les détails. Question de caractère... Dans tous les cas, vous choisissez le lieu, vos vêtements, vos livres de voyage, les activités que vous allez accomplir. La fin de vie n'est-elle pas une forme particulière de voyage ? Pourquoi ne pas préparer cette étape essentielle ?

En réalité, vous ne pouvez pas savoir quand vous serez concerné. Vous pouvez avoir un accident. Ce n'est pas parce que vous êtes encore jeune et en bonne santé que rien ne peut vous arriver. Il ne s'agit d'ailleurs pas d'avoir des pensées négatives. La plupart des gens auxquels j'explique l'importance de préparer leur départ longtemps en amont me disent qu'ils n'ont pas envie de penser à des choses tristes ou désagréables. D'autres ont peur d'y penser.

Pourtant, en préparant votre départ, vous faciliterez la vie à vos proches. Perdre un être cher est une expérience difficile. Il est particulièrement pénible durant le deuil de devoir faire des choix et de régler toutes les démarches administratives. Mieux vaut que les volontés du défunt soient claires, et qu'elles aient été formulées par écrit, de manière à ne pas être contestées. Ce sera un poids considérable en moins pour les proches !

Avoir parlé de ses souhaits, le moment venu, avoir écrit ses dernières volontés, c'est aussi se faciliter le passage pour être plus serein. Réfléchissez dès à présent à ce que vous souhaitez : en particulier, vous pouvez préférer une crémation ou au contraire, une inhumation. Vous pouvez décider du lieu. Vous pouvez opter pour une cérémonie religieuse, ou pas. Certains formulent parfois une préférence pour certaines pièces musicales qui leur tiennent particulièrement à cœur, ou voudraient qu'on lise certains textes lors de leur enterrement.

Pensez aussi aux choix thérapeutiques que vous privilégiez, en fonction de vos convictions. N'oubliez pas de remplir vos directives anticipées. Souhaitez-vous être maintenu en vie le plus longtemps possible grâce aux avancées de la médecine ? Ou au contraire, souhaitez-vous qu'on ne prolonge pas votre existence ? Vous trouverez le document à remplir sur le site de la Haute Autorité de la Santé (HAS) : un formulaire pour les malades et un formulaire pour les personnes en bonne santé. De toute manière, ces documents sont modifiables à tout moment, vous ne vous fixez pas définitivement, et vous avez parfaitement le droit de changer d'avis, au fur et à mesure que votre regard sur la vie et sur la mort change.

Vous aimeriez mourir chez vous ? Comme nous l'avons dit, la plupart des gens décèdent en milieu hospitalier, mais ce n'est pas une obligation, car il existe la possibilité d'un accompagnement médical à domicile. Là aussi, il faudra prendre les mesures nécessaires suffisamment en amont afin de tout organiser.

Remplir le document vous permettant de désigner une personne de confiance semble une excellente précaution. Il s'agit d'une personne majeure de votre choix, qui sera votre porte-parole si vous vous retrouvez dans l'incapacité d'exprimer vos dernières volontés.

Quelle est votre position par rapport au don d'organe ? N'oubliez pas qu'en France, vous êtes réputé être donneur si vous ne vous y opposez pas de votre vivant. Si vous n'avez pas précisé ce que vous souhaitez, la question sera posée à vos proches par le personnel médical. En d'autres termes, vous imposez un choix difficile aux personnes que vous aimez, à un moment où elles sont dans la douleur du deuil.

Les préparatifs à la mort ne sont pas tristes. Plus vous penserez à ce sujet, plus vous prendrez conscience que c'est une réalité que vous ne pourrez pas éviter. La mort peut arriver sans prévenir, ou à l'inverse, elle vous laisse le temps de la maladie pour préparer votre départ. Quand vous aurez compris cela, vous verrez changer votre regard sur la mort, mais surtout sur la vie. L'existence est éphémère, impermanente et c'est une excellente raison pour apprécier chaque instant.

Quelques mots pour vous parler de mon expérience personnelle. J'accompagne des malades, des mourants et leurs proches. Cela ne me rend pas triste. Le contact avec ces personnes m'enrichit. La mort m'enseigne à vivre plus intensément.

L'histoire d'Esther

J'aimerais évoquer l'histoire d'Esther, qui m'a beaucoup marquée. Cette maman de six enfants était atteinte d'un cancer du pancréas. L'oncologue ne lui donnait plus que quelques semaines à vivre. Face à l'annonce d'une fin très proche, Esther prit une décision remarquable : elle entreprit d'utiliser les quatre à cinq semaines qui lui restaient pour préparer son départ de manière à ce que tout soit en place pour ses enfants, son mari, ses amis. Elle voulait tout planifier, le jour de sa mort, mais aussi les jours suivants. Pour moi, cela reste l'un des plus beaux témoignages d'amour qu'il m'ait été donné de rencontrer. Voici ce que rapporte son mari.

« J'ai toujours admiré sa spiritualité. Durant les cinq semaines qui ont suivi la dernière annonce, j'ai été plus d'une fois surpris par sa force intérieure. J'ai fait de mon mieux pour l'entourer d'amour et mes enfants ont fait de même. Esther a accompagné ses proches, famille et amis à vivre et à transformer, à ses côtés, ces moments difficiles en moment d'amour et de bonheur. Vivre du bonheur, être heureux chaque minute, prendre le temps de partager, d'écouter, de ne pas s'écouter, même si la douleur est là et que la maladie gagnait du terrain chaque jour, je le voyais bien.

C'est Esther elle-même qui a voulu annoncer la terrible nouvelle à ses six enfants, alors âgés de 12 à 28 ans. Elle procéda, avec méthode, les prenant à part, l'un après l'autre, pour tenir compte de leurs différences. Le choc fut violent. Comment imaginer que sa maman va mourir, si jeune, une maman avec autant de bonne humeur, à qui on confie tous ses secrets… »

Esther souhaitait mourir dans sa maison, entourée de sa famille. Aussi tout fut-il organisé dans ce sens. La famille fit installer un lit médicalisé et des infirmières passèrent quotidiennement au domicile. Durant ses dernières semaines de vie, Esther put revoir tous ses amis, qui vinrent passer du temps à ses côtés. Ce fut l'occasion de se rappeler des souvenirs d'enfance, de revivre des instants d'une vie trop courte.

Esther mit en place un cahier de dessins et un système de dédicaces « obligatoires », que tous les visiteurs devaient remplir, afin que chacun laisse une trace de son passage et couche sur le papier ce qu'il a sur le cœur. De son côté, elle tenait à jour un petit carnet dans lequel elle avait noté tout ce qu'il ne fallait pas qu'elle oublie : « laver mon chemisier et ma robe pour le jour J, vernis à ongles, rien sur la tête, penser aux prières, écrire une lettre pour chaque enfant, faire des petits carnets avec des photos pour les deux derniers et bébé Kiwi », sa petite fille qu'elle n'aura pas la joie de serrer dans ses bras.

Esther a aussi fabriqué des "objets de transition" pour ses deux derniers enfants, autistes, qu'ils gardent avec eux et serrent très fort en pensant à elle, des peluches sur lesquelles elle a brodé "je t'aime". Elle a offert de son vivant à tous ceux qu'elle aimait -ses enfants, mais aussi ses amis- ses bijoux et objets personnels.

Le souhait d'Esther était que ses obsèques soient joyeuses et colorées. Elle avait choisi son cercueil, de couleur claire, avec ses amies pour que tout le monde puisse le décorer de ses mains. Tous ont écrit un poème, dessiné des fleurs, signé, il y avait même des cœurs et un dinosaure. Esther a semé dans l'esprit de chacun les graines de son magnifique jardin : un jardin de sagesse et d'amour. Elle est décédée chez elle, au milieu des siens, trois semaines après son dernier rendez-vous médical.

La mort : en parler tôt

Comme nous l'avons vu, il y a d'excellentes raisons de se préoccuper de la mort, qu'il s'agisse de son propre décès ou de celui d'un proche. Tôt ou tard, nous y sommes tous confrontés. Plus nous avançons en âge, plus nous perdons des êtres chers, plus nous traversons de deuils.

La société actuelle fait largement l'impasse sur le sujet. L'entourage professionnel, et parfois même familial, est peu propice à la compassion. A l'inverse, on vous demandera souvent de retourner rapidement à la normalité et de continuer à fonctionner au travail. Vous recevrez peut-être quelques marques de condoléances, mais vous aurez sans doute l'impression que c'est plus formel que vraiment profond. Si votre sentiment de deuil est intense, vous vous sentirez incompris.

Réfléchir le plus tôt possible à la mort constitue une excellente manière de vous préparer. A votre propre mort, mais aussi à la perte de vos proches. Vous serez alors mieux armé pour affronter les circonstances le moment venu.

Vous ne pouvez pas changer la société, ni son regard sur la mort. Mais vous pouvez changer le vôtre. Pour la plupart des personnes, la mort est comme une créature monstrueuse et menaçante, qui suscite la terreur. Cette peur est parfois inoculée dès le plus jeune âge. Or c'est aux parents qu'il revient d'en parler aux enfants, pour éviter cette dérive : une tâche quasi impossible quand on n'a soi-même pas surmonté ses peurs ou sa stratégie de déni.

Pourtant, les enfants peuvent être confrontés très tôt à la mort. Ils commencent à se poser des questions dès l'âge de 4 ans. Parfois, cela se produit, lorsqu'ils voient un animal mort, comme un insecte ou un animal sauvage qui a été écrasé et qui gît sur le bord de la route. Parfois aussi, le grand-père ou la grand-mère tombent malades et décèdent. L'une des expériences les plus intenses, selon de nombreux psychologues, est la mort de son animal de compagnie, avec lequel l'enfant entretient un lien affectif très étroit. La raison en est simple : alors que la grand-mère ou le grand-père décèdent vraisemblablement à l'hôpital et que l'enfant n'est pas présent, il peut être amené à accompagner la mort de son chat ou de son chien.

Les vétérinaires sont nombreux à témoigner combien il est difficile pour les adultes d'être présents lors de l'euthanasie d'un animal de compagnie. Certains ne le peuvent pas. Il s'agit là encore d'une manifestation de notre relation conflictuelle avec la mort. Comment pourrions-nous dès lors accompagner sereinement un enfant qui voudrait revoir une dernière fois son fidèle compagnon ? Comment pourrions-nous tenir un discours cohérent, apaisant, et compréhensible pour l'enfant ?

La mort d'un animal de compagnie constitue pourtant le moment idéal pour aborder le sujet, pour expliquer que tout être vivant à un cycle de vie et que la mort en fait partie.

Nous allons tous naître, vivre un certain temps, puis mourir.

Dans ma pratique d'accompagnante, il m'arrive d'être confrontée au deuil des enfants qui viennent de perdre un membre proche de leur famille. Je rencontre aussi des enfants qui peinent à trouver leurs marques lorsqu'un proche est hospitalisé et qu'il vit ses derniers jours. Certains parents n'emmèneront pas leurs enfants à l'hôpital, ils n'auront pas le temps de parler à l'enfant et de lui expliquer ce qui se passe. Les plus jeunes ressentent alors la tension, le stress des adultes, ainsi que leur douleur. Ils absorbent ces émotions et ne peuvent les gérer si on ne leur donne pas les clés nécessaires. J'ai observé que pour parler de la mort à un enfant, il faut toujours utiliser des mots simples, être présent, mais surtout authentique.

Dessins, prières, mais aussi rituels aident les plus jeunes à maîtriser une expérience qui risque de leur échapper et de les marquer négativement si elle n'est pas suffisamment accompagnée.

Les enfants et la mort

Il est temps d'inverser la tendance et de réconcilier notre société avec la mort. C'est durant l'enfance que la familiarité progressive avec le phénomène doit commencer à se développer.

J'ai pu observer que de nombreux parents veulent éloigner de leurs enfants toute conscience de la mort. Pourtant, la plupart des enfants connaissent la mort et la rencontrent quotidiennement, sous la forme de morts fictives dans des films ou des dessins animés. Nous l'avons dit : le passage de la mort de fiction à la mort réelle se manifeste le plus souvent par la vue d'un animal mort. Lorsqu'un enfant voit un oiseau mort dans la rue, il rencontre la réalité de la mort. Il n'est donc pas possible, ni d'ailleurs souhaitable, d'en protéger nos enfants.

À chaque stade de leur développement, les enfants pensent différemment à propos de la mort, ils posent des questions différentes et en parlent différemment. Avant 2 ans, ils ne comprennent pas le terme 'mort'. Mais les pédopsychiatres ont montré qu'ils peuvent déjà parfaitement ressentir les émotions liées à la mort d'un proche. Par la suite, les enfants considèrent souvent la mort comme une sorte de sommeil, dont la personne décédée finira par se réveiller. Cette conception est évidemment façonnée par notre culture, dans laquelle la mort est souvent comparée au sommeil.

C'est à l'âge de l'école primaire que les enfants commencent à comprendre la réalité et l'aspect définitif de la mort. Pour autant, cela ne signifie pas qu'ils aient la maturité émotionnelle pour accepter le décès. C'est là que le rôle des adultes est essentiel.

Voici quelques pistes, que j'applique moi-même et que je trouve importantes. Soyez ouvert aux questions de l'enfant et choisissez des réponses adaptées à son âge. Faites preuve de sensibilité et de douceur. Utilisez toutes les occasions favorables pour parler de ce sujet, comme un oiseau mort ou des feuilles fanées. Ne dites jamais ce que vous ne croyez pas vous-même. Osez admettre que vous n'avez pas toutes les réponses. Donnez de l'espace aux sentiments.

Nous avons vu qu'il était important de rendre à la mort sa place dans nos vies. Se préparer est essentiel. Si vous parvenez à accepter le fait que la mort fait partie de la vie et n'est qu'une porte d'entrée vers un autre monde, la mort perd une bonne partie de sa terreur. En fait, beaucoup de gens ont moins peur de la mort que de mourir.

Souvent, les personnes en fin de vie se battent avec des remords, des projets qu'elles n'ont pas menés à terme, des conflits non résolus. Se préparer dès aujourd'hui à la mort, c'est aussi régler ce type de problèmes, de manière à être prêt le moment venu.

… MORT, COMMENT LA VIVRE

Chapitre 3

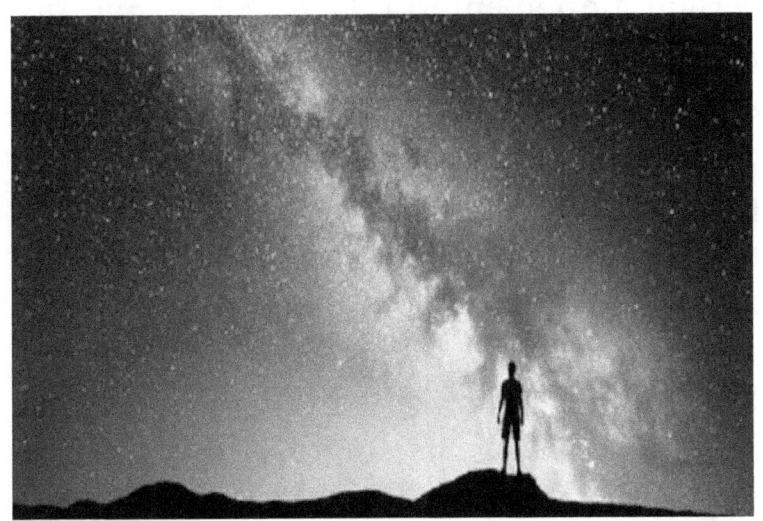

Quand la mort vient

Nous avons vu comment se préparer à la mort et comment préparer son départ alors que l'on est encore en bonne santé ou en état de le faire dans de bonnes conditions. Mais qu'en est-il le jour où un patient reçoit le diagnostic définitif, celui qui lui annonce que sa maladie est incurable ? Les médecins se fixent rarement de manière précise sur les délais. Ce type de prédiction est non seulement difficile à faire, mais pose aussi des questions d'éthique. Il y a donc un certain flottement sur la durée de vie qui reste, mais une chose est certaine : la mort arrive. L'approche inexorable de la mort peut aussi prendre une forme totalement naturelle : lorsque nous avançons en âge, nous ne pouvons plus éluder la réalité de notre départ.

Dès lors, deux situations peuvent se produire : soit la personne a déjà pris ses dispositions, anticipé sa fin, comme nous l'avons vu au précédent chapitre, soit elle a repoussé sans cesse cette nécessité. L'attitude que nous avons face à la mort dépend pour une grande part de notre éducation, du contexte social, mais aussi de nos convictions et de nos croyances. Parfois, il faut le choc du diagnostic pour provoquer une réaction ou une prise de conscience. La personne attend le dernier moment pour se préparer du mieux possible. Cette période peut alors se révéler particulièrement intense, frénétique, éprouvante, parce que tout se bouscule. D'autres personnes, au contraire, continueront à repousser leurs préparatifs et choisiront, plus ou moins consciemment d'ailleurs, de demeurer dans le déni.

Le temps des préparatifs

A l'annonce du diagnostic, les réactions peuvent être contrastées. Le patient subit souvent un choc. La mort devient soudain réalité, parce que la parole du médecin a du poids et qu'il est difficile désormais de repousser à demain la prise de conscience de la fin qui approche. Certains patients fuiront dans le déni ou exprimeront leur colère, face à ce qu'ils considèrent comme une injustice. « Pourquoi moi ? » se disent-ils alors, et parfois, ils le crient à leur entourage, exprimant ainsi leur révolte face à la vie qui va se poursuivre sans eux. Cette colère peut sembler se tourner vers les proches ou le personnel médical, tous ceux, en réalité, qui ne sont pas malades et qui vont pouvoir continuer à vivre. En tant qu'accompagnant, si l'on comprend dans quelle phase se trouve le patient, on ne s'irritera pas de l'attitude du mourant, même lorsque les reproches paraissent injustes.

Les défis devant lesquels se trouve le patient sont nombreux. S'il n'a jamais pris les devants, en anticipant son départ, de nombreuses formalités lui sont soudain imposées. Les choix qui se profilent ne peuvent plus être éludés. En parallèle, il lui faut continuer à gérer sa maladie. Certains se trouveront face à des questionnements d'ordre spirituel, qu'ils ont jusqu'à ce jour toujours repoussés à plus tard.

Dans ce contexte, quel peut être le rôle des accompagnants et des proches ? En tout état de cause, il est important de ne pas juger. Il est tout aussi important de ne pas imposer de solutions, de ne pas vouloir tout contrôler, sous prétexte que le patient est démuni face à ce qui lui arrive. Vous pouvez en tant que proche décider de prendre en main la situation, et en particulier les éléments matériels qui nécessitent un traitement rapide. Vous pouvez répondre à des demandes, mais toujours dans l'esprit d'un accompagnement. N'oubliez pas que le patient est en train de tout perdre et surtout le contrôle sur sa propre vie, son propre corps. C'est pourquoi il est important de ne pas lui donner l'impression que vous l'infantilisez.

Dans l'idéal, j'ai toujours pensé que le rôle d'un accompagnant était d'aider les patients à trouver le chemin qui mène à la paix intérieure. En ce qui concerne les proches, l'important est qu'ils ne se comportent pas en victimes et n'accentuent pas la peine du mourant par des manifestations plus ou moins marquées de désespoir. Il est difficile de partir en paix lorsque des liens trop forts nous attachent encore à cette vie. Le plus grand cadeau que vous pouvez faire, en tant que proche, à votre parent malade, est de le laisser partir, de lui en donner l'autorisation. Dans de nombreux cas, il n'attend que cela et l'on voit certains mourants se cramponner à la vie parce qu'ils sentent la douleur que leur mort va causer à leurs proches.

Le lâcher-prise

La fin de vie est un moment de lâcher prise. On peut s'y préparer. J'aime beaucoup cet exercice symbolique du praticien de Shiatsu Michel Odoul. Prenez en main une pièce de monnaie. Vous pouvez, alternativement, choisir un autre objet de petite taille qui vous tient à cœur, par exemple un bijou. Imaginez que cet objet représente tout ce à quoi vous tenez dans votre vie, vos biens les plus précieux. Tendez votre bras. Fermez les yeux. Lâchez prise. Que se passe-t-il ? La pièce de monnaie tombe, vous l'entendez heurter le sol. Et de cette manière, vous laissez tomber avec elle tous vos espoirs, tout ce à quoi vous tenez dans cette vie. Imaginez que c'est votre vie que vous laissez aller en même temps que vous lâchez la pièce de monnaie...

Attendez ! Est-ce bien là ce que vous voulez ? Non, pas du tout, n'est-ce pas ! Eh bien, vous avez raison. Nous allons reprendre différemment.

Tenez la pièce en main, au creux de votre paume. Tendez le bras. Cette fois-ci, veillez à ce que la paume soit dirigée vers le haut. Lâchez prise, à nouveau. Que se passe-t-il ? En ouvrant votre main, vous vous rendez compte que vous tenez toujours la pièce. Vous avez lâché prise sans pour autant perdre tout ce à quoi vous tenez. Vos doigts représentent les différentes possibilités qui s'offrent à vous. Peut-être allez-vous mourir demain ? Ou d'ici quelques mois ? Ou quelques années ? Peut-être allez-vous guérir ? Il y a bien des guérisons miraculeuses et le médecin ne sait pas tout. Les miracles, on a tous envie d'y croire.

Prenez le temps d'explorer ces possibilités par la pensée. Votre départ n'en sera que plus serein, pour vous-même et vos proches.

Le pardon et la pacification des émotions négatives

Le pardon est lui aussi une forme de lâcher-prise. Il consiste en tout état de cause à abandonner ses rancunes, pour faire la paix, avec une autre personne, mais surtout avec soi-même. Il est essentiel de pardonner avant de mourir. Tant mieux si vous avez pu le faire plus tôt, mais si accorder le pardon ne vous a pas été possible au cours de votre vie, sachez que vous pouvez encore le faire. Les rancunes et les colères pèsent lourd dans notre cœur. En pardonnant, vous allez pouvoir partir le cœur plus léger.

Dans *Le Livre tibétain de la vie et de la mort*, le maître bouddhiste Sogyal Rinpoché explique comment, à l'approche de la mort, nos émotions prennent la forme de visions qui peuvent être aussi bien terrifiantes qu'apaisées. Cet ouvrage reprend, en les adaptant au monde moderne, les enseignements traditionnels tirés du chamanisme tibétain. Selon cette tradition ancestrale, lorsque nous mourons, notre esprit expérimente différentes visions de divinités : les divinités courroucées à l'apparence farouche ne seraient en réalité que le reflet de notre propre état d'esprit au moment du passage. Elles représenteraient par conséquent notre colère, notre tristesse, ou encore nos peurs. Ces visions peuvent contribuer à rendre le passage plus difficile, en raison des émotions et de leur puissance. C'est pourquoi il est important de pratiquer le lâcher-prise, de pacifier ses rancunes, d'apaiser les craintes, les regrets ou la colère.

Le pardon s'adresse aussi bien aux autres qu'à vous-même. Vous n'êtes pas parfait. Vous avez pensé agir pour le mieux lorsque vous avez fait différents choix au cours de votre vie. Parfois, vos décisions étaient dictées par les circonstances. Vous n'avez pas à vous le reprocher. Tout au plus pouvez-vous tirer un enseignement de vos erreurs. Apprenez à vous pardonner à vous-même : ce n'est pas parce que vous vous rendez compte, avec le recul, que vous avez mal agi que vous êtes une mauvaise personne. Retenez plutôt les bonnes actions que vous avez accomplies, dans votre vie, les bons moments que vous avez vécus. Evitez de vous culpabiliser.

Le pardon n'est pas forcément facile, mais il est essentiel en ce sens qu'il libère. N'oubliez jamais que si vous pardonnez à une personne qui vous a fait du mal à un moment donné, c'est à la fois pour le bien de cette personne et pour le vôtre. Essayez ! Vous verrez combien vous vous sentirez rapidement soulagé, apaisé, plus léger !

Il arrive que la personne à qui on voudrait pardonner ses actes ou à qui on voudrait à l'inverse demander pardon soit loin, ou encore qu'elle soit décédée. Même en l'absence de contact, il est possible de mettre en œuvre tous les bienfaits du pardon. Vous pouvez écrire une lettre, l'envoyer ou la conserver. Le plus important est de formuler le pardon, de le mettre en mots.

Si vous pensez ne pas pouvoir y parvenir tout seul, sollicitez une aide extérieure : consultez un psychologue, participez à des séances de relaxation, d'hypnose ou de sophrologie. Ce n'est pas tant la technique choisie qui est importante, mais le bien qu'elle vous fait. Toutes ces approches ont un point en commun : elles vous permettent de pacifier le mental, de vous reconnecter à votre enfant intérieur, à votre âme.

Mourir sans regret

Nous avons vu que pour partir en paix, il est important de lâcher prise, ce qui signifie se détacher de ses biens, de ses proches, mais aussi de ses émotions trop lourdes à porter, comme la colère ou la peur. L'infirmière australienne Bronnie Ware a accompagné de nombreux patients en fin de vie. De son expérience, elle a tiré une étude bouleversante, *les cinq regrets des personnes en fin de vie.*

Bronnie Ware a observé que de nombreux mourants sont torturés par les regrets. Quand on a l'impression de ne pas avoir accompli dans sa vie tout ce qu'on avait à accomplir, il est difficile de partir en paix.

Voici quels sont ces regrets ou ces grands ensembles de regrets, qui reviennent avec une étonnante constance :

1. J'aurais aimé avoir le courage de vivre la vie que je voulais vraiment vivre et non pas vivre l'existence que les autres voulaient que je vive.

Ce premier regret renvoie à l'ensemble des rêves que la personne n'a pas eu le temps de réaliser, aux aspirations qu'elle n'a pas suivies parce qu'elle s'est sacrifiée pour ses proches ou parce qu'elle n'a pas osé, pour des raisons souvent liées à des pressions sociales. Ainsi, les mourants regrettent souvent d'avoir accordé trop d'importance à l'opinion des autres au détriment de la réalisation de leur propre destin.

2. J'aurais dû travailler moins.

Là encore, ce regret exprime le constat du temps perdu à des activités qui au regard de la mort, perdent leur importance, alors que l'essentiel a été longtemps mis en attente ou occulté.

3. J'aurais aimé avoir le courage

d'exprimer mes sentiments.

Ce regret montre à nouveau l'importance de la pression sociale, qui nous enjoint de ne pas tout dire, donc de taire, le plus souvent, nos sentiments et nos besoins essentiels. Il serait bon d'être libre de dire « Je t'aime », mais aussi de prendre le risque des conflits ou des disputes, qui peuvent être constructives et même améliorer les relations sur le long terme.

4. *J'aurais aimé garder le contact avec mes amis.*

La solitude qui marque la fin de vie est souvent évoquée. La personne regrette les relations perdues de vue au fil de l'existence. Parfois, il n'est pas trop tard pour tenter de renouer les liens, ne serait-ce que de manière indirecte, par un courrier.

5.*Je regrette de ne pas m'être autorisé à être plus heureux.*

En effet les personnes auraient aimé

s'accorder un peu plus de bonheur, même si cela avait supposé de devoir sortir de leur zone de confort et d'accepter un changement.

Quel enseignement peut-on tirer du livre de Bronnie Ware ? Principalement qu'il est essentiel de vivre pleinement sa vie, sans repousser à plus tard ce qu'on ressent, l'envie, ou le besoin de faire. L'empereur philosophe Marc Aurèle recommandait ainsi de vivre chaque jour comme si c'était le dernier.

Chapitre 4

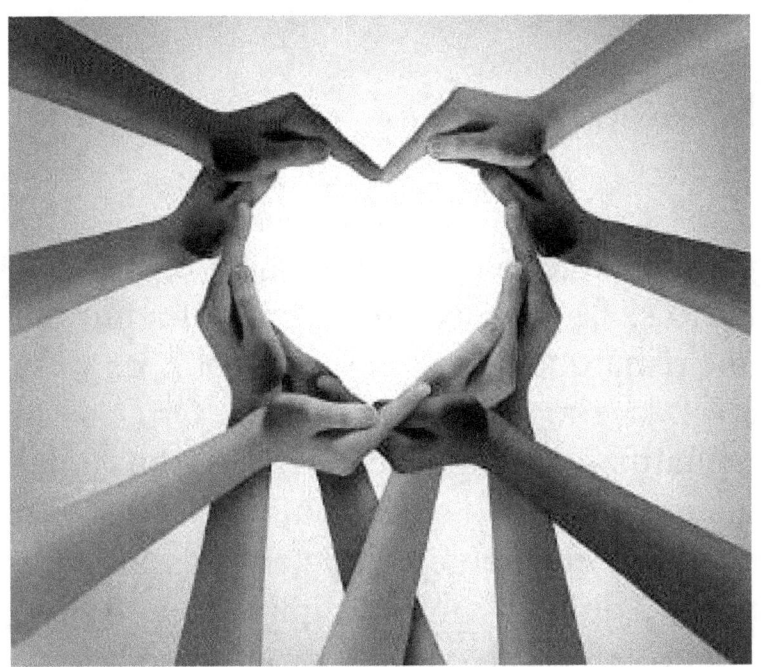

L'accompagnement de la fin de vie

Différentes structures peuvent vous aider lorsque vous faites face à la proximité de votre mort. Il y a tout d'abord les soins palliatifs, qui se sont développés ces dernières années. Vous pouvez aussi trouver de l'aide auprès des associations de bénévoles qui accompagnent les mourants.

Les soins palliatifs

Il est souvent difficile d'évoquer les soins palliatifs avec les personnes qui vont mourir. Parfois, la première réaction se traduit par une remarque de ce type : « Ah bon, ça y est, c'est la fin, tu m'enterres ? » Or, « soins palliatifs » ne signifie pas que vous allez mourir demain. Il s'agit plutôt de vous offrir une prise en charge compétente, assurée par une équipe pluridisciplinaire. L'idée première est de permettre au mourant de partir en paix, ce qui suppose d'apaiser les douleurs physiques. Mais la souffrance peut aussi être morale ou psychologique, et c'est pourquoi la prise en charge par les unités de soins palliatifs se veut globale, incluant les projets de vie ou de fin de vie. L'accompagnement psychologique y est tout aussi important que les soins destinés à assurer le plus de confort physique possible, au regard de la situation du patient.

Les soins palliatifs désignent donc l'ensemble des soins dispensés aux personnes atteintes d'une maladie, grave, chronique, évolutive ou terminale, pathologie qui met en jeu le pronostic vital. L'objectif n'est pas celui de la médecine curative, puisqu'il ne s'agit plus de guérir, mais de donner de la vie aux jours qui restent.

Les soins palliatifs ont initialement vu le jour dans le milieu hospitalier, mais ils sont aujourd'hui dispensés aussi à domicile. Tout dépend de la volonté du patient, de celle de sa famille et des possibilités d'organisation de l'accompagnement.

L'accompagnement des mourants : une expérience unique

Les unités de soins palliatifs travaillent souvent en collaboration avec des bénévoles qui aident à accompagner les malades sur le chemin de leur dernier voyage. Le plus souvent, les accompagnants bénévoles ont suivi une formation dans un cadre associatif. C'est dans ce contexte qu'ils apprennent à être à l'écoute du malade et à avancer à son rythme.

J'accompagne pour ma part des personnes en fin de vie depuis quelques années. L'expérience s'acquiert peu à peu et il est progressivement plus simple de trouver le ton juste et les paroles adaptées. En tout état de cause, en tant qu'accompagnant, il est indispensable de faire preuve d'humilité, de retenue et de sincérité. Soyez dans la vérité et l'authenticité. Vous n'avez pas à tout savoir ou à avoir réponse à tout.

Côtoyer des mourants constitue un incroyable enrichissement. Ils vous poseront sûrement des questions, mais c'est surtout vous qui apprendrez d'eux. Parfois, vous vous contenterez d'être simplement présent. Vous aiderez par là le mourant à accepter la fatalité de la situation. Evitez de lui donner de faux espoirs.

Dans certaines situations, vous vous demanderez ce que sait le patient et jusqu'où a-t-il conscience que la mort est proche ? J'ai remarqué que la plupart des malades le savent. Ils vous poseront peut-être la question clé : « Est-ce que je vais mourir bientôt ? », mais ils n'attendent pas vraiment de vous une réponse précise, il s'agit plutôt d'un souhait d'être accompagné. Ils remarqueront vos faux-fuyants, votre manque d'authenticité si vous esquivez les demandes. Ne répondez pas, comme je l'ai entendu trop souvent : « Mais arrête ! Pourquoi dis-tu cela ? Tu vas guérir ! », quand le patient est finalement condamné.

Cela me rappelle un vécu familial. Ma sœur Solange, atteinte d'un cancer du sein, voyait son état de santé se dégrader rapidement. Trois mois avant son décès, nous nous trouvions toutes les deux dans la cuisine. Soudain, elle me demanda : « Géraldine, est-ce que je vais guérir ? » Que peut-on répondre à ce type de question, surtout lorsqu'il s'agit de ma sœur que j'aimais intensément ? Je savais bien, au fond de moi, que son départ était proche. J'ai répondu : «je ne sais pas ». Je ne voulais pas lui mentir. Mais je voulais rester avec elle, l'accompagner sur son chemin.

Les mourants savent qu'ils vont partir. Parfois, ils connaissent même le jour et le moment où le décès va se produire. Je me souviens de Jérôme, 44 ans, tétraplégique depuis l'âge de 20 ans. Je m'en occupais, avec mes collègues, deux fois par jour pour des soins d'hygiène et de confort, comme la douche. Une semaine avant sa mort, Jérôme confia à une des soignantes qui le suivaient : « je vais bientôt mourir ». Elle lui demanda s'il voulait en parler, à quoi il répondit que non. Quelques jours plus tard, un matin, il demanda à choisir ses vêtements. Nous fûmes tous surpris de le voir choisir des vêtements qu'il n'avait pas l'habitude de porter. Nous le fûmes encore plus lorsqu'il demanda à l'auxiliaire de vie de retoucher son short. Jérôme était en bonne santé et sans aucun signe qui aurait pu laisser présager d'une mort imminente. L'après-midi même, à notre passage, nous le retrouvions sans vie à son domicile, vêtu des vêtements qu'il avait choisis. Jérôme avait fait ses préparatifs.

Je pourrais évoquer aussi l'histoire de Julie, 23 ans, en soins palliatifs suite à un cancer généralisé. On la soignait à domicile et un jour, elle nous confia que le jour de Pâques, toutes ses souffrances seraient enfin terminées. Julie fut emmenée à l'hôpital où elle resta deux jours pour des soins. La nuit précédant sa mort, elle ouvrit les yeux et dit : « Vite, maman, il faut rentrer à la maison. » Julie voulait plus que tout décéder chez elle. Ce furent ses derniers mots. Elle tomba dans le coma et décéda à son domicile, entourée des siens, quelques heures après son retour à la maison…Le jour de Pâques.

Accompagner un mourant à distance

Il n'est pas toujours possible d'être présent aux côtés d'une personne en fin de vie. C'est la raison pour laquelle j'aimerais évoquer les possibilités offertes par l'accompagnement à distance. En cette époque de pandémie, voici une possibilité qui est pleinement d'actualité.

Nous avons tous besoin de nous sentir utiles, lorsque l'un de nos proches est sur le point de mourir. Il arrive que l'éloignement nous empêche d'être à son chevet comme nous l'aurions souhaité. La distance qui nous sépare de lui semble nous rendre impuissants. Nous nous sentons démunis. Que pourrait-on faire pour la personne que l'on aime et qui est mourante ?

Aujourd'hui, les réseaux sociaux nous offrent une possibilité de contact. Nous pouvons communiquer à tout moment.

Je me souviens de cette jeune fille dont la maman était dans le coma, intubée en réanimation, et qui voulait que je lui transmette un message. Je lui ai alors proposé de transmettre elle-même son message. Dans un premier temps, elle se montra surprise, puis heureuse de pouvoir s'adresser directement à sa mère. Je mis le téléphone à l'oreille de cette dernière, afin qu'elle entende le message de sa fille. Un acte qui peut sembler anodin et qui pourtant a apaisé son cœur d'enfant.

Alors que ma sœur Solange était déjà dans le coma, j'ai expérimenté une autre solution d'accompagnement à distance. Nous avions de la famille aux quatre coins du globe, en Métropole, en Australie, au Canada. Tous auraient aimé être à ses côtés pour ses derniers instants.
Je leur proposai alors de se "connecter" à elle, tous les soirs à la même heure, 21h pour nous. Les proches qui se trouvaient sur place étaient réunis autour de son lit à chanter et ceux à distance allumaient une bougie, priaient, chantaient, ou tout simplement envoyaient une pensée d'amour et de bienveillance. Nous avions un but commun : accompagner Solange dans cette étape, le plus sereinement possible.

Il est important, dans ces moments-là, de ne pas se sentir coupable. Fréquemment, nous constatons que c'est le patient qui décide du moment de son départ. C'est là que résident les mystères de la vie et ceux de la mort. Mais l'essentiel est de se remémorer les bons moments passés ensemble.

Chapitre 5

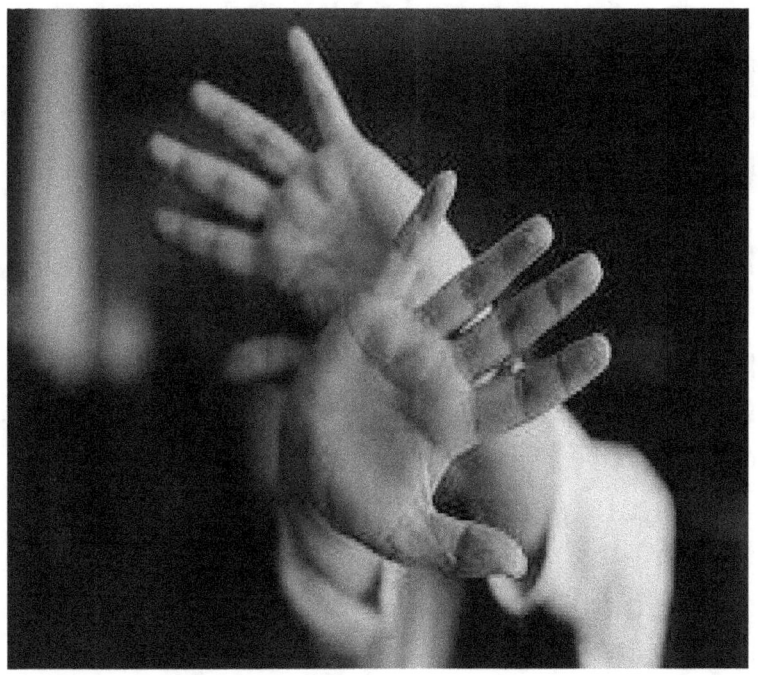

Nos plus grandes peurs

Derrière la plupart de nos peurs quotidiennes se cache notre peur de la mort. Il n'est donc pas surprenant que nous ayons tendance à repousser la pensée de la fin qui nous attend tous. Mais comme nous l'avons vu, les conséquences, si l'on ne prépare pas le grand départ, peuvent être désastreuses et nous laisser démunis le moment venu. C'est pourquoi je pense qu'il est important de prendre conscience des différentes peurs qui gravitent autour de nos conceptions de la mort.

Parmi nos plus grandes peurs figure la peur de souffrir. Ainsi, il n'est pas rare que les patients déclarent ne pas avoir peur de la mort en elle-même, mais plutôt de la douleur, ou encore du sentiment d'impuissance lorsqu'on perd la maîtrise de son corps. Comme on le voit, la peur de la souffrance est double : à la fois physique et psychologique. A l'inverse, d'autres personnes évoquent une peur de l'après, alimentée parfois par des croyances que nous avons reçues en héritage.

Nos convictions profondes jouent un rôle majeur dans nos peurs ainsi, si nous avons de la vie une conception purement matérialiste et si nous ne croyons pas à l'au-delà, nos craintes se focalisent sur ce que nous imaginons de nos derniers instants dans cette vie. Les personnes qui croient à une vie après la mort ont elles aussi une peur de souffrir, mais, elles craignent aussi, très souvent, ce qui les attend dans l'au-delà.

Souffrance physique et souffrance psychologique

En tant que soignante, je ne vais pas vous mentir. La souffrance physique peut être présente au moment de l'agonie, ou durant les jours ou les semaines qui précèdent. Aujourd'hui, la médecine permet le plus souvent d'apaiser la douleur, mais ce n'est pas toujours le cas. La prise en charge a fait d'immenses progrès et surtout, les soignants sont mieux formés à l'évaluation de la douleur, ce qui permet de mieux adapter les traitements destinés à y répondre. Dès lors, vous pouvez avoir l'assurance que tout sera mis en œuvre pour amoindrir votre souffrance physique dans le cadre des soins palliatifs, en collaboration avec votre médecin. La médecine dispose ainsi de différents traitements à visée antalgique, en particulier des dérivés morphiniques. L'intensité de la douleur est régulièrement évaluée. La tolérance varie d'un patient à un autre, de sorte qu'il est indispensable que les traitements soient personnalisés. L'objectif est de vous offrir le plus de confort possible.

La souffrance psychique, quant à elle, peut relever de l'administration d'anxiolytiques. Ces traitements n'apaisent qu'en partie l'agitation que ressentent certaines personnes en fin de vie. Ces dernières s'interrogent sur la mort, parfois sur l'au-delà. L'absence de réponses, dans un monde où peu de personnes peuvent encore trouver le réconfort dans la croyance religieuse, est source d'angoisse. Pour les accompagnants, cette situation n'est pas toujours facile à gérer.

Nous avons déjà, au cours des précédents chapitres, évoqué quelques techniques qui constituent de bons outils : la sophrologie ou l'hypnose, par exemple. Mais il y en a d'autres. L'une d'entre elles m'a particulièrement marquée. Il s'agit d'une technique utilisée dans le service des soins palliatifs de l'hôpital de la Timone à Marseille. Elle consiste à proposer aux patients et à leur famille un test d'anxiété. Ce test permet de leur proposer des livres ou des DVD sur des expériences de mort imminente (EMI ou NDE en anglais). Les équipes soignantes ont ainsi observé qu'après l'utilisation de ces outils, les patients comme leurs familles sont plus apaisés. Les peurs semblent désamorcées. Il est plus simple pour les personnes concernées d'envisager la mort comme un passage, plutôt que comme une fin.

La peur de l'après et les expériences de mort imminente

Certaines personnes ont peur de l'après. Pour d'autres, cette crainte n'a aucun fondement. Pourtant, ces dernières années, on entend de plus en plus parler d'expériences de mort imminente (EMI). L'étude de ce phénomène a débuté dans les années 60 et de plus en plus de spécialistes se penchent sur la question. Le grand public, quant à lui, n'en a entendu parler que dernièrement.

L'un des pionniers incontestés en la matière est le professeur Raymond Moody, docteur en philosophie et en médecine. Sans doute cette double spécialité le prédestinait-il à ces études. Le professeur Moody a recueilli des centaines de témoignages de personnes, dont il a tiré son premier livre, *La Vie après la vie* (1975).

Mais qu'est-ce qu'une expérience de mort imminente et quels enseignements pouvons-nous en retirer ? Il s'agit d'expériences vécues par un patient alors qu'il se trouve en état de mort clinique ou plongé dans le coma. Selon les statistiques, 4 % de la population mondiale aurait été confrontée à une expérience de mort imminente. Ce qui a frappé les chercheurs, c'est que les personnes qui déclarent avoir vécu une EMI proviennent de tous les horizons culturels et géographiques. Certains sont croyants, d'autres pas du tout. Il s'agit donc d'une manifestation universelle, qui n'est pas liée à un type d'éducation ou à une croyance religieuse.

Tout aussi troublant : les personnes qui rapportent avoir vécu une EMI relatent des perceptions similaires. Elles sont comme attirées par un tunnel lumineux, elles ressentent un puissant sentiment d'amour, ont un contact avec un proche décédé ou un être de lumière, parfois des anges. Certains éléments peuvent varier, mais dès lors qu'on ne retient que l'essentiel de l'expérience se dessine une extraordinaire cohérence entre les différents récits.

Souvent, l'expérience de mort imminente est liée à une sortie du corps. La personne a l'impression de se trouver au niveau du plafond, de regarder son propre corps d'en haut. Elle voit les médecins qui s'affairent lors du processus de réanimation. Dans certains cas, le patient est capable de relater les faits et de répéter les paroles, alors même qu'il était dans un profond coma. En d'autres termes, d'après les conceptions médicales traditionnelles, il est impossible que le patient ait pu entendre ce que disait le médecin ou l'infirmière. Pourtant, après son réveil, il est soudain capable de rapporter avec précision le contenu d'une conversation.

Pour certains scientifiques, les expériences de mort imminente relèvent de l'hallucination. On a ainsi essayé de les expliquer par une mauvaise oxygénation du cerveau ou encore par un traumatisme crânien. C'était l'une des théories défendues par le neurochirurgien Eben Alexander, avant qu'il ne vive lui-même une expérience de mort imminente, qui devait changer non seulement sa perception, mais toute son existence.

Une autre hypothèse évoque un programme du corps qui faciliterait la mort en libérant des hormones. Ces dernières seraient à l'origine des visions et de la sensation de plénitude que ressentent les personnes en état d'EMI. Une chose est certaine, ces hypothèses ne suffisent pas à expliquer le vécu des patients.

Expérience de mort imminente et transformation

Si les expériences de mort imminente relevaient simplement de l'hallucination et étaient produites par un cerveau en hypoxie, comment expliquer les profondes transformations qui se produisent chez les personnes impliquées ? Une simple hallucination pourrait-elle justifier que le patient soit fondamentalement transformé ?

Cette transformation radicale se voit dans le cas que nous évoquions ci-dessus, celui du neurochirurgien Eben Alexander. Non seulement son expérience de mort imminente lui a fait changer radicalement d'opinion concernant ce type de phénomènes, mais il a aussi entrepris de faire part de son vécu aux autres, en rédigeant *La Preuve du paradis*. Dans cet ouvrage magistral, il raconte comment, à la suite d'une méningite fulgurante, il vit une EMI. Ce phénomène, qu'il avait jusque-là nié pouvoir exister, transforme radicalement sa perception de la vie et lui ouvre la voie de la spiritualité. Eben Alexander affirme ainsi : « Il me faudra le reste de ma vie, et plus encore, pour redécouvrir ce que j'ai appris là-haut. »

L'un des traits communs des personnes ayant connu une EMI est que leur vie en a été transformée. Elles ne sont tout simplement plus les mêmes. Ainsi, les patients ayant vécu une expérience de mort imminente perdent leur peur de la mort. Elles indiquent : « Je n'ai plus peur de mourir, et curieusement, je n'ai plus peur de vivre. » Il a été constaté que ces personnes, étaient davantage tournées vers les autres et montraient plus d'amour pour leur prochain.

Le phénomène des expériences de mort imminente est ancien. Longtemps, les religions ont fait peser une sorte de chape de plomb sur cette question. Aujourd'hui, les réticences viennent plutôt de certains scientifiques et penseurs qui professent une conception purement matérialiste de l'être humain, en considérant que lorsque les fonctions vitales s'arrêtent, la conscience prend fin, elle aussi. Ces personnes voient la conscience comme une production du cerveau physique, ce qui n'est plus possible dès lors qu'on accepte les enseignements des expériences de mort imminente.

Pour y voir plus clair, le cardiologue néerlandais Pim van Lommel a mené une longue étude sur les EMI. Il est aujourd'hui le plus grand spécialiste de la question. Sa démarche est partie de l'interrogation suivante : « Comment peut-on être conscient... et mort en même temps ? » Ses recherches, qu'il a publiées dans le *Lancet*- revue scientifique Britannique- et dans son livre *Mort ou pas ?* ouvrent la voie à un nouveau concept sur la continuité de la conscience.

Tout comme le professeur Moody en son temps, Pim van Lommel a interrogé de nombreux patients. Mais il a surtout cherché à aborder de manière systématique et scientifique l'épineuse question des perceptions extrasensorielles des personnes lors d'une expérience de mort imminente. Avec l'accord de ses patients, il avait l'habitude de dissimuler des messages dans les blocs opératoires de son service de cardiologie, généralement dans un endroit stratégique, en hauteur ou au plafond. Le patient ne savait pas où le message avait été caché, mais au cas où il se trouverait en situation de mort imminente, il s'engageait à le chercher. D'après les travaux de Pim van Lommel, plusieurs patients sont ainsi allés lire des messages dissimulés dans des endroits improbables et ont après leur réveil, été capables d'en indiquer le contenu.

Par-delà la dimension anecdotique de la procédure, il s'agit là d'une démarche expérimentale permettant de vérifier les affirmations du Professeur Moody ou encore d'Eben Alexander. Pour Pim van Lommel, « cette découverte nous contraint à reconsidérer la relation entre cerveau et conscience. Car comment pourrait-on jouir d'une conscience exceptionnellement lucide pendant une période d'interruption de toutes les fonctions mesurables du cerveau ? », écrit-il dans *Mort ou pas ?*

Je voudrais ajouter un dernier exemple, celui d'Anita Moorjani. Atteinte d'un lymphome de stade 4 en 2006, cette patiente sombre dans un profond coma, durant lequel elle vit une expérience de mort imminente. Elle en revient comme transfigurée, sa perception de la vie a radicalement changé et surtout, son cancer a disparu !

Anita Moorjani raconte son expérience dans un livre magnifique, *Diagnostic incurable, mais revenue guérie d'une NDE*. Plus immédiatement abordable que les travaux scientifiques, cette lecture constitue un merveilleux message d'espoir, qui touche l'âme et transforme notre capacité à apprécier l'existence. Le livre d'Anita Moorjani nous invite à réfléchir sur le sens à donner aux épreuves de la vie, à la maladie, et à repenser notre raison d'être sur Terre. Je vous le recommande vivement.

Les expériences de mort imminente et la peur de la mort

Si nous nous sommes étendus dans ce

chapitre sur les expériences de mort imminente, qui font beaucoup parler d'elles depuis quelques années, c'est qu'il s'agit d'un moyen puissant pour lutter contre nos plus grandes peurs. En particulier, comprendre ce que nous disent les personnes qui ont vécu une EMI, ou savoir, comme le montre le docteur Pim van Lommel, que la conscience persiste par-delà la mort du corps physique. Ce qui nous permet de jeter un autre regard sur la fin de vie. C'est aussi une motivation puissante pour se préparer au passage.

Chapitre 6

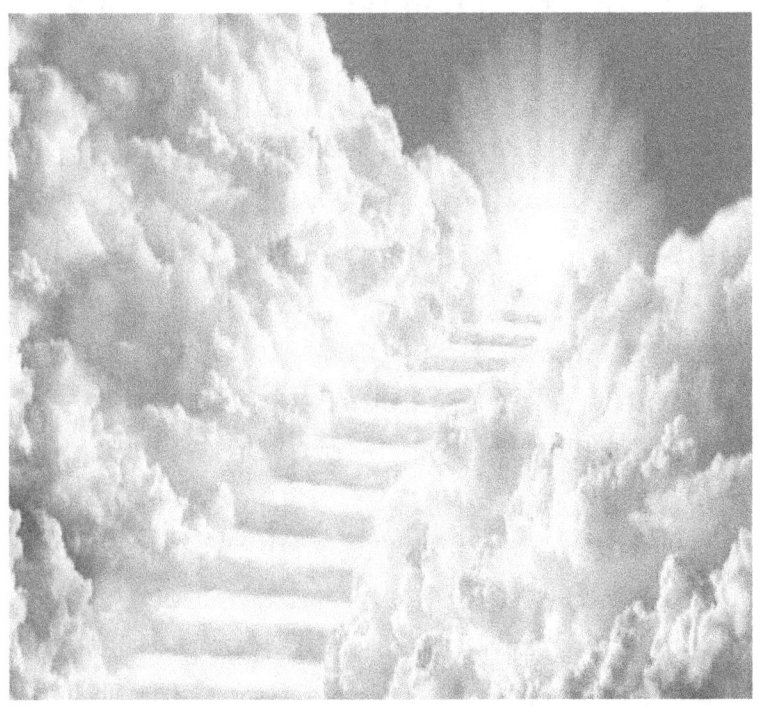

Le passage

De nos jours, la majorité des personnes décède à l'hôpital. Il s'agit d'une évolution majeure dans nos sociétés. Cette situation ne correspond d'ailleurs pas forcément aux souhaits des mourants. C'est plus une conséquence de nos modes de vie. Mon conseil est de respecter le choix du patient, sans toutefois négliger les contraintes ou les souhaits de la famille, qui n'est pas toujours à même d'accompagner le mourant à domicile. Il y a donc un délicat équilibre à trouver, entre les souhaits du patient et ceux de ses proches, l'important étant de demeurer dans la bienveillance en évitant de juger. Parfois, il faut comprendre qu'il est émotionnellement très dur pour les proches de rester dans une maison où un parent est en train de mourir.

Le moment du passage peut, selon le cas, susciter des inquiétudes ou des peurs, mais aussi, lorsqu'il est vécu dans la paix, se révéler d'une profonde plénitude. Dans ce chapitre, je voudrais donner quelques pistes pour faciliter l'expérience du passage, en m'appuyant sur des cas vécus.

Nous avons vu que les patients peuvent œuvrer dans ce sens en se préparant à la mort. Mais le moment venu, le rôle des accompagnants et des proches revêt, lui aussi, une grande importance. En somme, non seulement le patient devrait se préparer à son départ, quand il en a encore le temps, mais chacun d'entre nous devrait se préparer à perdre une personne aimée.

Créer une atmosphère sécurisante et une énergie bienveillante

Le souhait de la plupart des personnes est de mourir chez elles, même si ce n'est souvent pas possible. Pourquoi ce souhait ? Que signifie-t-il ? La mort est un moment de fragilité extrême. Le mourant doit lâcher prise. Pour le faire, il souhaite se retrouver dans un environnement sécurisant, ce qui est généralement le cas de son domicile, au milieu d'objets familiers, dans un lieu où il a de nombreux souvenirs.

Il semble difficile de reconstituer ce type d'atmosphère dans une chambre d'hôpital. Le mourant n'y a généralement pas d'intimité. Le cadre n'est ni familier, ni rassurant et les bruits extérieurs à la chambre

ne le sont pas non plus. Les proches viennent en visite lorsqu'ils le peuvent, pour veiller le mourant, mais la plupart des personnes qui entourent le malade sont des étrangers. Les soins eux-mêmes sont parfois intrusifs, peu propices en tout cas au recueillement que nécessite un passage apaisé.
Mais il est bon de savoir que certains patients se sentent rassurés à l'hôpital, compte tenu de leur anxiété.

Mon conseil est d'essayer de reconstituer malgré tout une atmosphère paisible, emplie d'une énergie bienveillante. Je conseille aux proches de se recueillir, d'allumer une bougie, de réciter une prière ou un texte, de choisir une musique aux accents doux, qui apaisera le mourant.

L'atmosphère de paix nécessaire pour faciliter le passage peut donc prendre une dimension matérielle. Mais ce calme doit aussi se retrouver dans les paroles, les gestes et les émotions. Tout comme les personnes qui vivent une expérience de mort imminente, les mourants ont souvent l'intuition des pensées de leurs proches. Il est donc important, si vous accompagnez un mourant, de toujours rester dans le calme. S'il s'agit d'une personne aimée, ce n'est pas toujours facile. Vous souffrez et ne parvenez pas à imaginer votre vie sans le mourant. Pourtant, il est essentiel que le patient puisse partir en paix, sans être en quelque sorte agressé par vos émotions.

L'idéal, serait que votre relation avec le patient au moment de son départ, soit pleinement apaisée. J'ai conscience que c'est plus facile pour un accompagnant extérieur à la famille que pour un proche. Pourtant, j'ai remarqué à de nombreuses reprises que c'est la seule manière de développer une connexion positive avec le mourant et de l'aider sur la voie qui est la sienne.

On recommande souvent de parler aux mourants, voire de les toucher. Mais il est essentiel de le faire avec beaucoup de retenue et de douceur. Il ne faut rien imposer. Dans l'idéal, il serait bon de s'assurer que le mourant souhaite ce contact. Le processus de la mort consiste en un lâcher-prise, ce qui fait que les contacts physiques ou même les paroles peuvent se révéler désagréables. C'est ce que souligne le chercheur et spécialiste de la mort Bernard Jakoby, qui considère l'opinion largement répandue qu'il faut toucher et parler aux mourants comme une idée reçue.

Sans doute faut-il trouver un juste équilibre entre des paroles aimantes, qui nourrissent chez le mourant le sentiment de dignité en fin de vie, ou lui rappellent les bons moments passés ensemble, et le respect du nécessaire détachement. Il est important de donner au mourant l'autorisation de partir.

Donner l'autorisation de partir

Les émotions et les sentiments trop puissants sont des freins au départ. C'est pourquoi donner à un mourant l'autorisation de partir est l'une des plus grandes preuves d'amour. Quand on voit partir peu à peu la personne aimée, la laisser aller est difficile, mais nécessaire. Trop de proches désespérés embrassent les mourants ou les serrent dans les bras. L'excès d'émotion nuit à la sérénité du passage.

De nombreux mourants ont une sensibilité exacerbée aux émotions. Ils ressentent tout, avec une grande force. Les sentiments de leurs proches les troublent. C'est pourquoi certains choisissent précisément le moment où l'époux ou les enfants ont quitté la chambre pour mourir. Ils partent un peu en cachette, profitant d'un instant de calme en l'absence de leurs proches ou pour leur éviter de vivre le moment du dernier souffle. D'autres s'accrochent, parce qu'ils sentent la peine de leur conjoint. Je repense souvent à ce couple, uni depuis 50 ans :

Petelo était en soins palliatifs depuis plus d'un an et je le suivais à domicile. Plusieurs fois, il avait dû être transféré à l'hôpital en urgence. A chaque fois, je me disais qu'il allait mourir. Mais non, il trouvait assez d'énergie pour revenir vers sa femme.

Pourtant, ses forces s'amenuisaient de jour en jour. Il souffrait visiblement de son effort pour rester en vie. C'est là que je décidais d'expliquer à sa femme que Petelo allait bientôt partir et que cela l'aiderait beaucoup si elle pouvait lui en donner l'autorisation. Cinq jours après cette discussion, Petelo décéda chez lui, entouré des siens. Le même jour, lors de mon passage, sa femme me confia : « Tu sais, ce matin, je lui ai dit qu'il pouvait partir, que j'étais prête. » Il est mort dans les heures qui ont suivi.

Cet exemple montre que nous avons une certaine maîtrise du moment de notre mort. L'attachement des proches peut repousser le passage. Il peut aussi le rendre plus difficile, parce que l'atmosphère de sérénité fait défaut, que les proches cherchent à retenir le mourant et à le rattacher à ce monde. Mais chaque processus de décès est unique. S'il peut être influencé par l'attitude des accompagnants, il dépend pour une large part de la personnalité du mourant et des expériences qu'il a vécues. Ainsi, au Moyen Âge, toute la pratique spirituelle visait à connaître une « bonne mort », ce que l'on pourrait comprendre comme un passage paisible et facile. Il est évident que cet idéal demeure, aujourd'hui encore, dans notre inconscient.

Toutes les morts ne sont pas apaisées, certains mourants résistent et peinent à lâcher prise. La mort ressemble plus à un déchirement ou à un combat, la souffrance, qu'elle soit physique ou psychologique, est largement perceptible. Parfois, les raisons de cette résistance ne tiennent pas à l'attitude des proches, mais au mourant lui-même. Il peut s'agir de conflits restés en suspens, d'une personne que le patient voulait absolument revoir pour faire la paix avec elle, ou encore de sentiments de culpabilité. Ces manifestations viennent s'inscrire dans un processus intérieur qui est celui du passage.

Le processus intérieur du passage

La mort suit un processus immuable qui ne nous est pas enseigné à l'école. Il est pourtant essentiel de le connaître, non seulement en vue de sa propre mort, mais aussi pour les situations où nous sommes amenés à accompagner un mourant sur son chemin ultime. Le processus intérieur est connu depuis très longtemps et on en trouve par exemple une description précise dans *Le Livre des morts tibétain.* Aujourd'hui, nous devons nous réapproprier ces connaissances oubliées.

A l'approche de la mort, la conscience du corps se modifie. Le mourant a l'impression de flotter dans son corps, dont il perd la maîtrise. Il ne peut plus se lever pour quitter son lit. Cette première étape se rapproche du rêve ou du sommeil et est interrompue par des phases d'éveil.

La seconde étape est le moment où les barrières et les voiles tombent : il s'agit un moment d'intense fragilité, mais aussi de grande ouverture, où le mourant fait le bilan de sa vie. Les problèmes non résolus refont surface, sur un mode très proche de ce que vivent les personnes ayant connu une expérience de mort imminente. La colère, la haine, la peur et les remords constituent des obstacles à un passage paisible, c'est pourquoi il faut dans la mesure du possible aider le mourant à lâcher prise et à abandonner ces émotions. Les textes spirituels peuvent y aider.

C'est aussi durant cette seconde phase que se produisent parfois des visions. Le mourant perçoit la présence de personnes disparues et leur parle lorsqu'il le peut encore, ou les désigne du doigt. Ce que les soignants peuvent considérer comme des hallucinations peut aussi être interprété comme une manière de repenser sa vie, de faire la paix avec des personnes absentes, ou encore comme un portail s'ouvrant sur l'autre monde.

Dans son livre *Nous ne mourons jamais*, Bernard Jakoby évoque ainsi le témoignage d'une femme sur la mort de son époux : « Mon mari a connu une longue agonie à la suite d'un cancer des poumons. Quelques jours avant sa mort, il m'a transmis un message de sa mère décédée. Elle disait combien elle m'aimait et qu'elle savait combien j'avais fait pour son fils. Mon mari était tellement apaisé de savoir que sa mère était présente à ses côtés ! »

Il arrive parfois que les proches présents dans la chambre du malade ou encore les soignants soient témoins de ces phénomènes. Je l'ai été, pour ma part, lors du décès d'Agnès, une grand-mère de 98 ans. Je m'en occupais depuis un an et demi, deux fois par jour. Agnès habitait au fond d'une vallée, dans un grand isolement.

Un matin, alors que j'arrive chez elle, je me rends compte qu'elle est très fatiguée et ouvre à peine les yeux. Je m'occupe de la toilette et je décide de rester un peu à ses côtés. C'est alors qu'elle ouvre les yeux tout grand, fixe le mur et je ressens soudain une présence. Trois visages d'hommes m'apparaissent, dont celui de son mari, qui vient la chercher.

Durant la troisième étape du processus, le

mourant cesse de s'alimenter et de s'hydrater. Les proches ont souvent du mal à comprendre que le corps se prépare au passage. Ils sont inquiets. Le refus d'absorber de la nourriture ou du liquide relève, pour le chercheur Bernard Jakoby, d'un processus naturel qui favorise le passage. Le mourant n'en souffre pas, il n'a ni soif, ni faim. Le corps se prépare par là à l'arrêt des fonctions métaboliques.

La quatrième étape voit l'arrêt des fonctions vitales. Les personnes présentes remarquent que la respiration est de plus en plus difficile. Le processus s'achève par l'arrêt du cœur et celui du souffle. Cette étape est progressive. Petit à petit, la respiration va ralentir, elle devient parfois plus bruyante, comme un râle, durant quelques minutes.

Le personnel de santé remarque souvent une dyspnée, des difficultés respiratoires. Ce sont les signes que la fin est proche. Si les parents ne sont pas présents, ou s'ils sont sortis de la chambre, c'est le moment de les avertir.

Les pauses respiratoires se font plus fréquentes. Elles sont de plus en plus longues jusqu'au dernier souffle. Il arrive que le dernier souffle se produise après une longue pause qu'on avait déjà prise pour la mort.

En tant que soignant, il faut avoir conscience que ces phénomènes sont inquiétants pour les personnes présentes, qui ne sont pas habituées au processus de la mort et qui parfois, y assistent pour la première fois dans leur vie. Le mourant, lui, ne sent généralement rien de ces modifications. Une éventuelle douleur peut être apaisée par des opioïdes.

Les expériences de mort partagée

Comment les proches ou les accompagnants vivent-ils ce moment, celui de la mort à proprement parler ? Là encore, c'est très variable. Certains constateront simplement les manifestations physiques, seront sensibles à la chaleur qui peu à peu se retire des extrémités du corps. D'autres vivront des expériences de mort partagée. Prendre part aux manifestations de la mort, comme une sensation d'augmentation de l'énergie dans la pièce, est une expérience ouverte aussi bien aux soignants qu'aux proches qui veillent le mourant.

De quoi s'agit-il ? Certaines personnes vivent des expériences parallèles à celles des mourants, ils perçoivent de la lumière, ressentent de l'amour. Je vous ai déjà parlé d'Agnès. Je l'ai accompagnée lors de son passage. Quand j'ai senti le moment proche, je me suis mise instinctivement à lui chanter une chanson de chez nous, « Papillon vole, vole, vole ». J'ai modifié les paroles : je n'ai pas dit « pour aller à l'école », mais « pour rejoindre tes ancêtres ». Je lui ai caressé la tête, sa respiration s'est peu à peu ralentie et elle a rendu son dernier souffle.

Son lit se trouvait face à la porte. Au moment où son cœur s'est arrêté, j'ai soudain ressentie comme un courant d'air qui quittait le corps d'Agnès. L'âme venait de sortir du corps et je l'avais ressenti. Elle s'envolait, comme soulagée. Libérée, délivrée, ai-je pensé. Ce qui aurait dû représenter un profond chagrin m'inspirait au contraire une immense joie.

Sur le coup, je n'ai pas compris exactement ce qui venait de se passer. Je n'ai su donner sens à mon expérience que plus tard, un peu par hasard, alors que je regardais le film *Un monde plus grand,* qui raconte la vie de la chamane Corinne Sombrun. C'était quelques années après mon expérience de mort partagée. Je comprends alors que ce que j'ai ressenti n'était pas anodin, que je m'étais -en caressant doucement la tête d'Agnès- connectée à l'âme de la défunte. J'avais ressenti les émotions de l'âme quittant le corps physique.

Bernard Jakoby raconte, quant à lui, les raisons qui l'ont conduit à s'intéresser à la mort. Ce récit, qu'il partage lors de ses séminaires sur le sujet, montre que les expériences de mort partagée défient l'espace et la séparation physique. La mère de B. Jakoby était hospitalisée. Lorsque le personnel soignant l'appelle pour l'avertir que la mort est proche, Bernard Jakoby se précipite vers sa voiture. Il est encore en route lorsque sa mère décède et il ne la reverra donc plus. Mais au moment exact du passage, il ressent une énergie intense, qui lui traverse le cœur. Il note l'heure et constate, à son arrivée à l'hôpital, que le moment du décès coïncide.

De manière générale, le moment du passage est marqué par des phénomènes que la science moderne a tendance à rejeter, mais qui sont rapportés depuis des siècles.

Les morts violentes

Qu'en est-il des morts violentes ? Tout le monde n'a pas plusieurs semaines ou plusieurs mois pour se préparer à son départ, et c'est bien la raison pour laquelle je vous conseillais, au début de cet ouvrage, de prendre le temps de penser à votre passage alors que vous êtes encore jeune et en bonne santé. En tout état de cause, on est en droit de se demander comment se déroulent les processus que nous avons décrits dans ce livre lorsque la mort est brusque. Retrouve-t-on les phases du décès que nous avons citées ci-dessus, et en particulier les manifestations de dissolution du souffle ?

Les morts violentes peuvent être dues à un arrêt cardiaque, mais aussi à des accidents de la voie publique ou encore à un suicide. Il s'agit souvent de morts douloureuses, qui ne bénéficient pas de l'accompagnement médical éventuel avec administration de sédatifs ou d'opioïdes. Le phénomène est donc brutal, le mourant n'a pas le temps de se préparer, contrairement à ce qui se produit dans une maladie.

C'est l'une des raisons pour lesquelles il est important de faire part de ses dernières volontés à une personne de confiance, pour le cas où vous devriez mourir avant l'heure et subitement. Souhaitez-vous une crémation ? Une inhumation ? Quelles sont vos préférences pour le service funèbre ? Lors des morts violentes, il n'est pas toujours simple pour les proches de savoir ou de se souvenir ce que voulait le défunt.

Concernant les phases du décès que nous avons évoquées dans ce chapitre, il semblerait que rien ne change, tout se passe simplement plus vite et les étapes peuvent se confondre les unes avec les autres ou être fusionnées. Mais au regard de la mort, le temps cesse d'avoir la même emprise sur nous. Le mourant peut avoir des visions portant sur de longues périodes de son existence passée, et cela en un très bref laps de temps.

Il n'en demeure pas moins que le passage peut être plus chaotique, parce que l'âme n'a pas le temps de prendre ses repères. Lors de mes conférences, je fais souvent référence au film *Ghost,* dans lequel le personnage principal joué par Patrick Swayze est abattu par balle. Il ne réalise pas ce qui vient de se passer, son âme a quitté son enveloppe physique et sa confusion perdure plusieurs jours.

LA MORT, COMMENT LA VIVRE

Chapitre 7

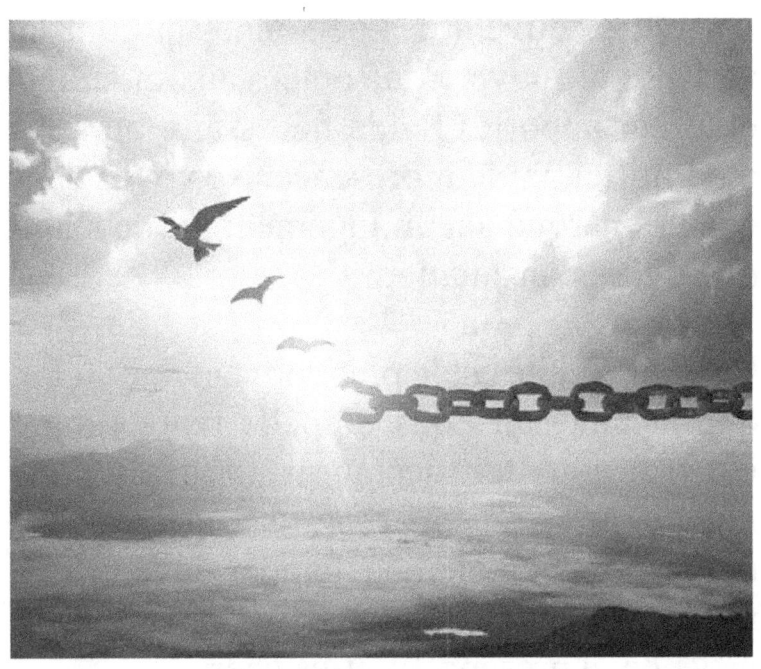

L'après

« Il arrivera un moment dans votre vie où vous croirez que tout est fini. Ce ne sera en fait que le début de quelque chose. » Franck Nicolas

La société actuelle nous prépare mal, voire pas du tout, au face à face avec la mort. Je rencontre souvent des personnes qui ont du mal à se retrouver confrontées aux mourants et à leur apporter l'aide nécessaire ou à les réconforter par leur présence. Ne voyez dans cette remarque aucun jugement : il ne s'agit que d'une constatation.

Cette difficulté est le plus souvent due au fait que le mourant nous rappelle notre propre mort. Il nous fait découvrir une réalité que nous avons souvent repoussée au fond de nous. Nous avons également tendance à rejeter l'idée de la mort parce qu'elle nous prive de la présence d'êtres chers.

Accepter le décès qui vient de se produire parfois sous nos yeux, c'est accepter d'entrer dans le processus du deuil, sur lequel nous reviendrons dans ce chapitre. C'est aussi prendre en compte les besoins du défunt. Cette affirmation peut sembler étrange. Pourtant, tout comme le mourant, le défunt se caractérise par sa dépendance et son extrême fragilité. C'est à ceux qui l'entourent qu'il revient de le traiter avec dignité, en particulier en respectant ses volontés.

Ce n'est pas forcément simple, à un moment où en tant que proche, nous nous sentons nous aussi fragiles et vulnérables, en raison de la perte que nous venons de subir. Pourtant, le défunt ne nous a pas abandonnés. Dans ce chapitre, je vous inviterai aussi à être attentif aux signes.

Le patient vient de décéder

Alors que la personne vient de décéder, l'ambiance est au recueillement. Il est toujours bon de prendre son temps, de s'inscrire dans le moment présent. Je vois parfois des personnes se jeter sur leur téléphone portable et prévenir la famille ou les amis qui ne sont pas présents. Pourtant, rien ne presse. Le mourant a accompli son passage. Nous avons vu que ce moment était souvent lié à une énergie particulière. Cette énergie se maintient quelque temps après le décès. Il serait dommage de ne pas se donner le temps de la percevoir, en choisissant de se précipiter dans l'agitation du monde extérieur et de la vie moderne.

L'âme vient de quitter son corps physique, mais elle est sans doute encore présente. C'est pourquoi j'estime qu'il est important de rester dans le calme, de veiller le corps du défunt et de l'aider dans votre attitude à passer en douceur de l'autre côté.

Conformément à la législation, les pompes funèbres n'emporteront pas le corps avant un délai minimum de deux heures. Il n'y a pas de maximum, sauf celui que vous imposera l'hôpital, si la mort s'est produite en dehors du domicile. Prenez votre temps pour vos derniers adieux. Laissez à votre cœur et à votre esprit le temps d'assimiler ce qui vient de se passer, comprenez que la personne que vous connaissez et aimez s'en est allée.

Ne vous souciez pas des choses futiles, des personnes à prévenir et des démarches administratives à accomplir. Le corps physique ne se désintègre pas en quelques heures, rien ne presse. En Nouvelle Calédonie, île tropicale, certains de mes patients sont restés jusqu' à 48 heures chez eux, sans climatisation et en plein été ! Vous avez donc tout votre temps.

Pour pallier d'éventuelles odeurs, vous pouvez utiliser de l'encens, des huiles essentielles ou une autre technique fonctionnant très bien, qui est celle de mettre dans un bol de la mousse à raser et de le placer sous le lit du patient.

Il est également important de laisser le corps immobile pour permettre à l'âme de réaliser ce qui vient de se passer. Certaines pratiques sont liées aux croyances des uns et des autres, et vous pouvez, dans la mesure du possible, respecter la foi du défunt, s'il vous a mis au courant de ce qu'il souhaitait.

Ainsi, dans la religion chrétienne, il est de tradition de croiser les mains sur la poitrine, comme si le défunt priait, et de glisser une croix entre les doigts. Il peut s'agir d'une médaille qu'aimait porter le défunt. Dans la tradition bouddhiste, on considère qu'il ne faudrait pas toucher le corps pendant 3 jours, pour permettre au processus naturel du passage de se compléter. Toujours dans le Bouddhisme, on estime que la conscience quitte le corps par le chakra coronal, de sorte qu'il ne faut pas toucher le bas du corps pour ne pas la détourner de sa voie.

Que l'on croit ou pas à l'utilité de ces pratiques, c'est peut-être simplement les volontés du défunt qu'il faut chercher à respecter au mieux. Vous l'aiderez ainsi à compléter le processus du passage ainsi qu'il l'avait imaginé et souhaité. Pour lui, ce sera plus facile.

Vivre son deuil pour se reconstruire

Comme nous l'avons vu, le processus du deuil se présente comme un long cheminement et se développe en plusieurs étapes. Chacun vit le deuil et la séparation de l'être cher à son propre rythme. Ces phases sont marquées par différentes émotions, qu'il est essentiel de connaître pour mieux comprendre ce qui se passe en nous et chez nos proches. L'important est de prendre le temps de vivre ce passage, cette transformation, cette dynamique. Le deuil fait partie des expériences humaines fondamentales. Le travail de reconstruction peut être long.

Mais il s'agit d'une phase de la vie qui offre aussi l'occasion d'un enrichissement intérieur. Donnez-vous le temps de parcourir ce chemin, avec tout ce qu'il a à vous apprendre et à vous apporter. Vous pouvez prononcer le nom de la personne disparue sans retenue. Mais il est aussi important de savoir s'entourer de proches et d'amis dont la présence vous fait du bien et vous réconforte. Comme le dit Camus, « parler de ses peines, c'est déjà se consoler ». Il est donc important de trouver des personnes capables d'une écoute empathique.

Lorsque vous perdez un être avec lequel vous aviez tissé des liens très forts, vous vous retrouvez dans une période de transition – pour ainsi dire entre deux mondes. Vous êtes vivant, et c'est cette vie que vous allez peu à peu devoir réapprendre à cultiver. Mais en même temps, une partie de vous demeure liée à celui ou à celle qui est passée dans l'au-delà. En vous entourant d'affection et d'amitié, vous allez pouvoir reprendre goût à la vie. Vous profiterez de l'énergie et de la force de ceux qui vous entourent et vous vous en nourrirez. Vous pouvez aussi puiser la force dans la nature, dans la contemplation de la beauté ou dans les activités qui vous ont toujours apporté du plaisir ou de la satisfaction. Il ne s'agit pas d'oublier la personne défunte, mais de lui trouver au fil des jours la place qui sera désormais la sienne dans votre souvenir.

La mort est un bouleversement. Vous pouvez vous sentir comme déraciné durant le processus de deuil. Votre tâche, durant les différentes phases que vous traverserez, sera de reconstruire un équilibre qui apporte à votre vie une nouvelle force, une nouvelle stabilité. D'une certaine manière, vous allez désormais vivre pour deux. N'oubliez pas que la personne aimée que vous avez perdue ne souhaiterait pas que vous souffriez à cause d'elle. Elle ne voudrait pas vous voir pleurer et renoncer à vivre !

Aider une personne en deuil

Comment se comporter ou réagir face à un ami qui vient de perdre un être cher ? Vous ne connaissiez pas forcément le défunt, vous n'êtes pas vous-même en deuil, puisque vous n'avez pas fait l'expérience de la perte. Dès lors, comment devez-vous ou pouvez-vous agir ?

J'ai remarqué que de nombreuses personnes avaient des difficultés à appeler, un membre de la famille proche, d'une personne en fin de vie, de peur d'apprendre la douloureuse nouvelle.
Il en est de même, lorsque le deuil est connu. Bien souvent les raisons se résument à des peurs : Peur de ne pas trouver les mots justes, peur de perturber le recueillement familial, peur d'aggraver le chagrin et la douleur de la personne endeuillée.

Je me souviens de Marie, qui venait de

perdre sa sœur et quand je l'ai eue au téléphone, elle m'a dit : « Géraldine, je ne comprends pas, j'ai beaucoup d'amis autour de moi, mais aujourd'hui où sont-ils ? Personne ne m'appelle, pour prendre de mes nouvelles. »

Je lui ai alors répondu : « Ne t'inquiète pas, ils sont toujours là et pensent à toi, mais face à la mort beaucoup ont peur et réagissent ainsi. Ils ne te contactent pas, par peur que tu leur annonces le décès de ta sœur, par peur de ne pas être à la hauteur et de ne pas trouver les mots pour atténuer ton chagrin. »

Voici trois conseils et des phrases que je vous propose de retenir et d'utiliser dans ces moments.

1/ « Qui as-tu perdu ? Veux-tu m'en parler ? me montrer des photos ? comment était-elle ? Comment était-il ? »

2/ « Comment cela s'est-il passé ? Comment se sont passés ces derniers instants ? »

3/ « Et toi, où en es-tu aujourd'hui ? »

Vous pouvez interroger votre ami ou amie sur son état physique. Après un deuil, on est souvent épuisé, privé de ses forces vitales, on dort peu. Posez aussi des questions sur l'état psychologique. La personne a parfois tendance à se renfermer sur elle-même ou à ressentir de la colère.

Vous pouvez lui faire des suggestions concrètes, l'inviter à écrire ce qu'elle ressent, à sortir dans la nature, à pratiquer la méditation. Dans son état de fragilité, elle va avoir besoin d'un ou d'une amie fidèle sur qui s'appuyer et qui prendra quelques initiatives pour elle.

N'oubliez pas, si vous pensez que c'est nécessaire, de vous enquérir de la situation financière. On n'y pense pas toujours alors que, les frais liés au décès ou les soucis liés à la gestion de l'héritage peuvent constituer un poids qui vient s'ajouter à la détresse affective. Parfois, la personne décédée était celle qui gagnait l'argent du foyer. Comment votre ami va-t-il pouvoir s'en sortir désormais ?

Sur le fond, le processus du deuil ressemble à un roman, qu'on lit avec émotion, en pleurant. Quelques mois après, on décide de le relire. L'histoire est touchante, émotionnellement parlant, à nouveau vous versez des larmes. Toujours pas lassé de ce roman, vous décidez de le relire une troisième fois. Cette fois-ci, vous serez encore touché, mais vous parviendrez peut-être à la dernière page sans avoir pleuré.

A force de revenir encore et encore sur les émotions, on les apprivoise et on finit par les accepter. A force de revivre le deuil, les événements s'apaisent doucement.

Bien sûr, en tant qu'ami, pensez à soutenir matériellement et affectivement la personne en deuil. Apportez-lui toute l'aide que vous pouvez. Faites-le avec bienveillance, sans rien imposer ou juger.

Être attentif aux signes

Durant le deuil, immédiatement après le décès ou bien plus tard, il est possible que vous perceviez des signes. Il semblerait qu'environ 25 % des personnes aient connu des contacts avec un défunt. Ce chiffre est peut-être sous-évalué, dans la mesure où il est difficile, dans le monde actuel, de parler de ce type d'expérience. Nous avons tendance à nous auto-censurer. Par peur d'être ridicule, ou de peur de ce que les autres pourraient penser. Qui voudrait passer pour un illuminé, n'est-ce pas ! Et notre monde est tellement matérialiste !

Les contacts avec les défunts étaient considérés comme des phénomènes naturels et parfaitement normaux dans les civilisations anciennes. C'est encore le cas chez les peuples qui ont eu peu de contacts avec la civilisation occidentale actuelle, dépourvue de spiritualité et donc largement démunie face aux phénomènes qui entourent la mort.

Ces manifestations sont de nature variée : un téléviseur qui s'allume tout seul, une musique que l'on entend sans raison et sans que la source puisse en être identifiée, une odeur… Les gens ont peur de parler de ces phénomènes, qui sont pourtant bien réels. Je voudrais vous confier une expérience personnelle. Les manifestations ont eu lieu après le décès de ma sœur. Elle avait toujours été très proche de mon père et c'est donc à lui qu'elle a manifesté sa présence.

Pourtant, mon père a toujours eu un esprit assez cartésien et il ne croyait pas aux contacts avec les morts. Son témoignage est d'autant plus poignant. Je me souviens de son appel téléphonique, pour me dire : « Géraldine, la télévision s'allume toute seule ». Il avait entendu alors l'Ave Maria de Caccini, un chant que ma sœur et lui aimaient écouter ensemble. Puis il avait vu les rideaux du salon se soulever, alors qu'il n'y avait aucun courant d'air.

Ce type de phénomène n'est évidemment pas spécifique à ma famille. De nombreuses personnes le vivent. J'en ai été témoin, par exemple, dans le cas de cette jeune patiente de 23 ans. Avant sa mort, je l'avais entendu dire à sa mère : « Vous me reconnaîtrez au parfum des roses ». Le jour de son décès, toute la famille, qui était présente à ses côtés, a pu sentir l'odeur de fleur qui se répandait délicatement dans la chambre.

Ces expériences sont nombreuses. Nous l'avons dit plus haut : un quart de la population reconnaît avoir eu un contact. Bien d'autres personnes gardent ces expériences pour elles, n'osant en parler. Ces manifestations constituent évidemment un message à notre intention et sont destinées à rassurer ou à conforter. Si nous acceptons de les recevoir, elles nous invitent à appréhender la vie d'une manière novatrice. Ce sont autant de cadeaux précieux que la vie et le défunt nous font.

J'ai toujours beaucoup aimé ce poème du Chanoine Henri Scott Holland et extrait d'un sermon prononcé à la Cathédrale Saint Paul à Londres en 1910, lors du décès du roi Edouard VII. Qu'importe, d'ailleurs, l'origine de ces paroles. L'essentiel n'est-il pas qu'elles reflètent les expériences profondément humaines d'un lien par-delà la mort ?

La mort n'est qu'un passage
Je suis simplement passé dans la pièce à côté.
Je suis moi. Tu es toi.
Ce que nous étions l'un pour l'autre, nous le sommes toujours.
Donne-moi le nom que tu m'as toujours donné.
Parle-moi comme tu l'as toujours fait.
N'emploie pas de ton différent.

Ne prends pas un air solennel ou triste.
Continue à rire de ces petites choses qui nous amusaient tant...
Vis. Souris. Pense à moi. Prie pour moi.
Que mon nom soit toujours prononcé à la maison comme il l'a toujours été.
Sans emphase d'aucune sorte et sans trace d'ombre.

La vie signifie ce qu'elle a toujours signifié.

Elle reste ce qu'elle a toujours été. Le fil n'est pas coupé.
Pourquoi serais-je hors de ta pensée, Simplement parce que je suis hors de ta vue ?
Je t'attends. Je ne suis pas loin. Juste de l'autre côté du chemin.

Lors de mes conférences, j'ai eu la chance d'avoir à mes côtés, mon amie Anne-Hélène Gramignano, qui est médium et aide les personnes ayant perdu un proche. Certaines de ces personnes sont en grande souffrance et ne parviennent pas à sortir du cercle infernal du deuil et du chagrin. Elles peinent à reprendre le cours de leur vie. Le décès de l'être cher a pour ainsi dire arrêté le cours de leur vie.

C'est dans ce contexte que les messages des défunts envoyés aux vivants ont leur importance. Anne-Hélène aide en particulier les proches à comprendre qu'il y a un après, et que de l'endroit où se trouvent les morts, ils veillent sur nous et nous transmettent qu'ils ont trouvé la paix.

Anne-Hélène est l'auteure de deux livres : « *L'Infini espoir* », et « *L'infini amour* » dont la lecture pourra vous aider à retrouver votre paix intérieure.

Je voudrais terminer mon livre sur quelques passages d'un témoignage poignant. Celui de Juliette, une maman qui a perdu son petit garçon à l'âge de 13 ans et pour qui Anne-Hélène a joué un rôle important dans l'acceptation de ce douloureux départ.

L'histoire de Christopher

Le petit Christopher a été diagnostiqué très tôt comme étant atteint de la maladie de Hunter. Cette pathologie dégénérative se manifeste rapidement par des otites à répétition, ainsi que de différentes affections récidivantes de voies respiratoires. Le diagnostic tombe à l'âge de 3 ans. Lorsqu'il a 5 ans, Christopher subit des examens approfondis en Métropole et le verdict est sans appel : l'enfant ne vivra pas au-delà de l'âge de 9 ans.

La maman, Juliette, est effondrée. C'est une vie si courte pour un enfant ! Le père biologique de Christopher abandonne la famille, mais Juliette peut heureusement compter sur l'aide de son conjoint ainsi que de celle de sa fille, Vaitiaré. Christopher peut donc profiter de sa vie de petit garçon. Il est très vif, toujours dans la joie, s'amuse de ses bêtises et adore faire du bateau avec son oncle Napoléon. C'est surtout Vaitiaré, sa sœur, qui entretient avec lui une relation presque fusionnelle.

A 7 ans, Christopher perd l'usage de ses jambes et ne peut plus parler. Pourtant, même en fauteuil roulant, on sent encore, chez lui la joie de vivre qui s'exprime par son sourire malicieux. Pour la maman, cette étape est terrible, elle ne parvient plus à gérer le quotidien et les émotions qui la submergent la font sombrer dans une dépression.

L'état de Christopher se dégrade

progressivement et l'enfant connaît d'insupportables souffrances. Juliette est démunie. L'enfant semble vouloir s'accrocher à la vie. Lors d'une hospitalisation, c'est un psychiatre qui suivait Christopher depuis le début, qui conseille à sa maman de laisser partir son enfant en paix, en lui donnant l'autorisation de mourir.

Juliette rassemble ses forces. Elle raconte :
« Je lui ai parlé avec mon cœur de maman, puis j'ai prévenu les proches et les amis. Tous sont passés le voir pour lui dire aurevoir »

Deux jours après, Christopher partait dans la paix. Il avait 13 ans. Malheureusement, Juliette n'était pas présente, elle avait dû s'absenter brièvement et n'était pas encore de retour. C'est Vaitiaré, sa sœur qui l'a accompagné dans ces derniers moments.

« Je t'aime, mon fils », confie Juliette à la salle où se tient la conférence. Puis elle parle de l'après. Elle cherchait des réponses et voulait savoir si son fils allait bien dans l'au-delà. Dans ce type de situation, les synchronicités jouent souvent un rôle important. Lors d'un soin énergétique, on lui conseille le livre d'Anne-Hélène.

Juliette est plutôt sceptique. Elle prend cependant contact avec Anne-Hélène et dans l'attente du rendez-vous, elle décide de se procurer son livre. Lors de leur rencontre, Juliette apporte des photos de son fils. Anne-Hélène parvient à établir un contact avec Christopher. Il n'est plus un enfant et elle le perçoit sous la forme d'un jeune homme doté d'une grande âme généreuse ayant pour mission d'aider d'autres âmes en peine. Voici le message que reçoit Juliette par l'intermédiaire d'Anne-Hélène : Christopher explique qu'il a choisi soigneusement sa maman avant de s'incarner, en sachant qu'elle aurait la force et le courage de supporter ce qui allait arriver à son enfant.
Juliette, qui avait perdu tout espoir est fière de son garçon et depuis sa rencontre avec Anne-Hélène, elle a enfin pu retrouver une

certaine sérénité.

Enfin, Christopher a dicté un message :

« *A la plus merveilleuse des mamans qui est la mienne, je brille dans ton cœur comme tu brilles dans le mien.* »

Conclusion

Il serait prétentieux de ma part d'apporter une conclusion formelle sur la conduite à tenir devant la mort, que ce soit au niveau du mourant que de celui des personnes proches du défunt.
Mais, je crois que chacun pourra se reconnaître à travers cette lecture.

Nous sommes tous amenés un jour ou l'autre à mourir !

Cette certitude fait l'unanimité et pourtant elle est suivie de la question : « Qu'arrive t'il après la mort ? » c'est là que s'ouvre cet extraordinaire débat ou chacun de nous argumente sa propre perception de la mort. Car chacun de nous est formaté par son éducation, ses gènes, sa vie, ses relations, mais aussi par sa sensibilité personnelle qu'il développe sur ce sujet brûlant qui perturbe et inquiète. Infiniment plus complexe que le plus pointu des problèmes scientifiques, économiques ou autres, ce sujet inépuisable comprend une palette de ressentis tels que l'intuition, les craintes, l'espoir, les doutes, la joie, les pleurs et l'Espérance.

Certains, en fait, ne manifestent aucune appréhension face à la mort, partisans du « Après ? le Néant ? » ils préfèrent éviter de creuser la question. Souvent parmi eux se trouvent certains scientifiques qui n'ont plus rien à apprendre …mais pourtant, souvent, sans le savoir, un doute puis une crainte les envahissent, les inquiètent de plus en plus avec l'âge, et ce, jusqu'à…la fin.
Heureusement à partir de cette attitude minimaliste, on peut imaginer toutes les graduations qui permettraient de progresser sur la perception de la Mort…

-Ceux qui n'ont pas d'idée arrêtée, mais qui avec une démarche ouverte, positive et encore timide, s'informent avec prudence et avec un esprit critique, qui risque souvent de les ramener à la case départ.

-Ceux qui au départ de leur vie, avec ou sans perception particulière mais dont les intuitions et/ou les sensibilités les poussent à mieux comprendre la Mort, et à entrevoir l'existence de l'Âme.

-Et enfin ceux qui ont saisi, après une longue démarche ouverte, initiatique, et parfois laborieuse, l'importance capitale de ce sujet. Ils acceptent maintenant la Mort comme faisant partie de notre Vie, à travers l'éternité de notre Âme. Certes ils auront encore mille choses à découvrir et aussi à apprendre, comprendre et partager. Mais ils auront néanmoins franchi une étape importante, accompagnée de la joie intérieure d'avoir abandonné ce sentiment de doute et de tristesse, pour le remplacer par ce sentiment plein de Vie, qu'est l'ESPERANCE.

LA MORT, COMMENT LA VIVRE

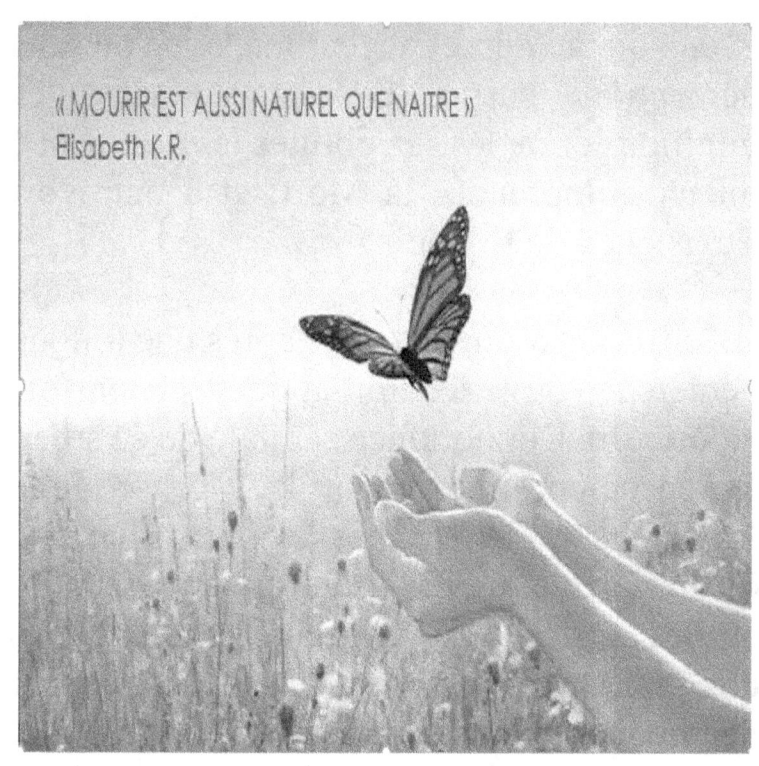

Remerciements

A ma grande sœur Solange, qui m'a tant apporté par son amour et sa générosité.
A mes patients qui m'ont fait confiance et m'ont permis d'apprendre à leurs côtés.

Un grand merci aux deux personnes sans qui ce livre n'existerait pas, mes amis, Anne-Hélène Gramignano et Christophe Liaret.
Merci à ma fille ainée, Chloé pour sa présence à mes côtés, et ses magnifiques interprétations au chant lors des trois conférences.
Merci à mon mari, Michael et mes jumelles, Zoé et Lucie pour leur soutien, leur patience et leur amour.
Merci à mes parents Anne-Marie et Philippe, pour leur écoute attentive.
J'aimerais également remercier chaleureusement Juliette Colombani et Jean-Bernard Dalle de m'avoir permis de partager avec mes lecteurs une partie de leur vie intime et précieuse.
Et enfin, j'aimerais remercier toutes les

personnes qui m'ont apporté leur soutien au cours des conférences et pour l'écriture de ce livre : Alain Bisson, Clémence Bisson, Virginie Boisseau, Leslie Improta, Catherine Lerebours.

LA MORT, COMMENT LA VIVRE

LA MORT, COMMENT LA VIVRE

www.ingramcontent.com/pod-product-compliance
Lightning Source LLC
Chambersburg PA
CBHW070643220526
45466CB00001B/274